MINDFULNESS DE LA RESPIRACIÓN

Ramiro Calle

MINDFULNESS DE LA RESPIRACIÓN

zenith

Obra editada en colaboración con Editorial Planeta - España

© del texto: Ramiro Calle, 2020

Diseño de la portada: Planeta Arte & Diseño

© 2020, Edicions 62, S.A.- Barcelona, España

Derechos reservados

© 2024, Ediciones Culturales Paidós, S.A. de C.V.
Bajo el sello editorial ZENITH M.R.
Avenida Presidente Masarik núm. 111,
Piso 2, Polanco V Sección, Miguel Hidalgo
C.P. 11560, Ciudad de México
www.planetadelibros.com.mx
www.paidos.com.mx

Primera edición impresa en España: septiembre de 2020
ISBN: 978-84-18015-30-4

Primera edición impresa en México: febrero de 2024
ISBN: 978-607-569-643-0

Impreso en los talleres de Impresora Tauro, S.A. de C.V.
Av. Año de Juárez 343, Col. Granjas San Antonio,
Iztapalapa, C.P. 09070, Ciudad de México
Impreso y hecho en México / *Printed in Mexico*

ÍNDICE

Para Toñi Ramiro Herranz,
con mucho afecto y empatía

INTRODUCCIÓN

Por su propia naturaleza, la mente es en principio inestable e incontrolada, y el pensamiento, díscolo y desordenado. Asimismo, en la mente hay una ignorancia básica que distorsiona la realidad, crea sufrimiento y conflictos innecesarios y genera ansiedad, abatimientos y otros estados emocionales aflictivos. Que podamos deducir, eso ha sido así desde tiempos inmemoriales y ya los sabios de hace más de dos mil y tres mil años dieron enseñanzas para poder sanear, estabilizar y cuidar la mente, gobernar el pensamiento y poder purificar el discernimiento, para lograr así acciones más diestras y convenientes.

Desde muy antaño, siempre han surgido personas que han querido ennoblecer su alma, obtener lo mejor de su mente, embellecer sus emociones y no añadir sufrimiento al sufrimiento inevitable. Para ello se buscaron enseñanzas, actitudes, métodos y técnicas con los que aprender a conocerse, transformarse para bien y realizarse. De entre estas técnicas merecen muy especial interés todas aquellas que se sirven de la propia respiración para entrenar la atención, tranquilizarse, conocerse y dinamizar lo mejor de la mente. Estas técnicas están al alcance de todas las personas, pues somos seres

11

respirantes y podemos servirnos magníficamente de nuestra propia respiración para cultivar esa gema de la mente que es la atención, y obtener muchos de los beneficios que de ella se derivan.

La atención siempre está disponible mientras vivimos. Podemos recurrir a ella para centrarnos en el momento presente y convertirla en una fiel aliada para combatir la tensión, la irritabilidad, la distracción y la angustia.

Llevaba muchos años con la intención de escribir una obra centrada en el establecimiento de la atención a la función respiratoria. Es necesaria porque, aun habiendo ahora una proliferación de obras sobre el mindfulness, ninguna se centra de modo directo y práctico en el mindfulness de la respiración, que puede llevarse a cabo tanto en una sesión de meditación sentada como en la vida cotidiana, en cualquier momento y circunstancia. Por un lado, es un modo idóneo y sumamente eficiente de entrenar la atención y otras potencias de la mente, y, por otro, de sosegarse y estar en el momento presente. Como la respiración sucede en el instante presente, cada vez que uno conecta con ella conscientemente, está ubicado en ese momento.

Deliberadamente, esta obra solo recurre a la teoría cuando es imprescindible. Procura razonamientos básicos para la aplicación de las técnicas y para entender el porqué de sus excelencias, pero es, sobre todo, sumamente práctica y didáctica, y aunque, de poder ser, siempre es mejor contar con un instructor de carne y hueso y muy experimentado, este libro es en cierto modo un monitor, uno que muestra lo esencial de la atención a la respiración y las técnicas más importantes. A pesar de ser, pues esa era mi intención, una obra breve, me ha supuesto mucha dedicación, a fin de extraer la esencia de estas milenarias enseñanzas que tanto pueden hacer, y hacen, por el ser humano actual, tan sumido en el desconcierto, la angustia existencial, el cansancio psíquico y la incapacidad, a menudo, para asirse a sí mismo y en sí mismo y encontrar el refugio que en ningún otro lado puede hallarse.

Como siempre les recuerdo a mis alumnos en las clases de meditación (que vengo impartiendo desde hace cincuenta años), lo esencial es la práctica asidua, porque de ella va naciendo la actitud adecuada y el proceder correcto. ¡Práctica y actitud! Aquí está el secreto.

RAMIRO CALLE

1

Más atento, más vivo

El poder de la atención

La atención es una magnífica función de la mente que por lo general tenemos poco desarrollada. No se va desarrollando por sí sola con el paso del tiempo, sino más bien lo contrario. Por lo que, salvo que se trabaje, una persona mayor tendrá menos atención que una joven. Expresado de una manera intencionadamente burda, la atención se puede considerar como un músculo que, si se trabaja, se fortalece y desarrolla, pero que, en caso contrario, se debilita y se torna flácido. En cualquier caso, el poder de la atención es enorme, y su utilización, imprescindible.

Mediante la atención podemos relacionarnos con lo que es y conectar con el momento presente. Nos permite conocer, percibir, darnos cuenta e incluso percibirnos y tomar conciencia de nosotros mismos. Podemos llegar a estar atentos y estar atentos a que estamos atentos, aunque esta que denominaríamos «segunda atención» es sumamente difícil y supone el resultado de un trabajo serio en esta dirección.

Lo opuesto a la atención es la distracción, la negligencia, el descuido; en suma, obviamente, la inatención. Al principio, antes de pasar a entrenarla metódica y sistemáticamente, la atención es como una llama expuesta al viento, es vacilante. La atención es estar en lo que es; la inatención es no conectar con lo que es. A mayor atención, más percepción, cognición, captación de lo que es, mientras que si la atención está debilitada, todo pierde su intensidad, su brillo, su esencia, su frescura y vitalidad.

Infinidad de errores cometidos a lo largo de la vida son el resultado de la falta de atención o de una atención mediocre, del mismo modo que por falta de atención nos hemos hecho muchas veces daño a nosotros mismos y a los demás. La falta de atención descuida y desordena la mente, tanto como la atención firme nos ayuda a cohesionarla, disciplinarla y poder gobernar mejor los pensamientos.

Lo que nos permite conectar con lo que es aquí-ahora es la atención. Es como una flecha con dos puntas; una hacia fuera, que nos permite captar lo que viene del exterior, y otra hacia dentro, que nos permite percatarnos de lo que sucede dentro de nosotros: sentimientos, emociones, sensaciones, reacciones, estados de ánimo y demás.

Desde los tiempos más remotos, el yoga, el budismo *theravada* y otras psicologías de la autorrealización de Oriente le concedieron máxima importancia a esta función de la mente, que es como una lámpara que ilumina la senda hacia fuera y hacia dentro, que permite perfeccionar la acción, ser más consciente de lo que sucede fuera y dentro de uno, y aprender así, a través de ella, a regular pensamientos, palabras y obras. No es de extrañar que los yoguis facilitaran numerosas técnicas para su cultivo, entrenamiento y desarrollo, y que el mismo Buda declarase que la atención es todopoderosa en cualquier momento y circunstancia.

La atención es el custodio y filtro de la mente; ayuda a seleccionar, sopesar, optar o no optar. Su cultivo hace a la persona más consciente y por tanto menos maquinal, compulsiva y descontrolada. La acción adquiere otro sentido, igual que la relación con las otras criaturas. En el *Dhammapada* podemos leer:

Atento entre los inatentos, plenamente despierto entre los dormidos, el sabio avanza como un corcel de carreras se adelanta sobre un jamelgo decrépito.

La atención nos ayuda a vivir cada acto con mayor conciencia y a responsabilizarnos de nuestros actos y consecuencias. No hay lugar para la ceguera mental. Se van eliminando los velos de la mente a través del entrenamiento de la atención. La atención nos permite vigilar los pensamientos, y así ir debilitando los insanos y fortaleciendo los sanos; de este modo juega un papel transformativo de primerísima importancia. Y así, mediante el adiestramiento de la atención, también aprendemos a controlar la mente y dirigir el pensamiento. La atención vuela sobre la propia mente, ayuda a cuidarla, atenderla, sanearla y poner orden en la misma. Por tanto, la atención es autoprotectora. Santideva declaraba:

Al corazón no protegido por la atención debe verdaderamente considerársele completamente indefenso. Se asemeja a un ciego caminando por un terreno escabroso.

Aconsejaba:

Hay que estar atento para que la mente, que parece un elefante en celo, esté siempre sujeta al poste de la calma interior. Hay

19

que estar atento para examinar a cada instante la condición de la propia mente.

Mediante la atención aplicada a la propia esfera mental, la persona puede ir examinándola y descubriendo su lado sano y su lado insano, para poder así potenciar el primero y debilitar el segundo. El examen de la mente deberían enseñárnoslo a todos de pequeños, porque nos enseñan muchas cosas inútiles y no algo tan esencial como cuidar, examinar, conocer y sanear la mente.

LA ATENCIÓN Y LA COMPRENSIÓN CLARA

Ganar atención es en sí muy importante, porque la atención nos ayudará a conectar más plenamente con cada momento, llevar a cabo con más destreza nuestras actividades, estar más vigilantes de nosotros mismos, imprimir un sello de intensidad a cada ocasión, descubrir tendencias insanas y poder refrenarlas, conocernos mejor a nosotros mismos y a los demás, estar más observantes y penetrativos, darnos cuenta del material del inconsciente que a veces irrumpe, ordenar mejor la mente y proceder con mayor eficacia. Pero, además, el cultivo metódico de la atención hace posible la adquisición de la ecuanimidad, el sosiego, el contento interior y la comprensión clara. La misma práctica de la meditación va activando no solo el potencial de la atención, sino también otras cualidades que investigamos y entre las que podrían contarse la paciencia y la compasión, entre otras.

Esfuerzo consciente

El esfuerzo consciente, bien aplicado y equilibrado, es imprescindible para el trabajo interior y la evolución de la conciencia. Es el desarrollo y afirmación de la voluntad, y su energía se aplica sabiamente para poder conocerse, desarrollarse, mejorar y evolucionar. Hay que evitar esos grandes enemigos que son la apatía, la desidia, el desinterés, la dejadez y la inercia, y se debe intentar fortalecer la motivación y la volición, con el anhelo de sentirse mejor para beneficio propio y de los demás. Buda declaraba: «No conozco nada tan poderoso como el esfuerzo para superar la pereza y la indolencia». No se trata de aplicar esfuerzos excesivos, sino bien administrados. Cuanta mayor motivación exista, más fácil será el esfuerzo, pues más diligentemente se pondrá la voluntad en marcha. El esfuerzo bien aplicado hace al final el entrenamiento más sencillo y, como me decía un mentor indio, «en la extremidad del esfuerzo aparece el esfuerzo sin esfuerzo».

Hay un pasaje de la vida de Buda, precisamente, muy ilustrativo y que puede sernos a todos de gran ayuda para comprender el tema del esfuerzo.

Un célebre músico de laúd se hizo discípulo de Buda. Y cierto día estaba paseando Buda por un pedregoso camino cuando aparecieron manchas de sangre en las piedras. Preguntó de quién era esa sangre y le dijeron que del músico, dado que este, exasperado porque no avanzaba lo suficiente espiritualmente, se dedicaba a caminar descalzo sobre las piedras para castigarse. Entonces Buda le hizo llamar y le dijo:

—Tengo entendido que eres uno de los intérpretes más sobresalientes de laúd, ¿verdad?

—Sí, así es —repuso el músico.

—Dime una cosa. Si tensabas demasiado las cuerdas del laúd, ¿sonaban bien?

—No, y además corrían el riesgo de quebrarse.

—¿Y si las dejabas muy sueltas?

—Tampoco sonaban bien, y además se enredaban las cuerdas.

—¿Y si las tensabas lo adecuado?

—Así debe hacerse, y entonces suenan de maravilla.

Y entonces Buda dijo:

—Pues de esa manera debe ser el esfuerzo: ni excesivo ni nulo, sino equilibrado y bien dirigido.

ECUANIMIDAD

La ecuanimidad es, simple y llanamente, y nada menos, ánimo estable. La persona ecuánime tiene una mente firme y un ánimo constante ante las dualidades de la vida: ganancia-pérdida, victoria-derrota, encuentro-desencuentro, amistad-enemistad, halago-insulto y otras inevitables vicisitudes y alternancias. Sabe estar en el centro, evitando derivar hacia los extremos, que son trampas o emboscadas. La persona ecuánime no se deja arrastrar ni por la euforia desmedida ni por la depresión, sabe aceptar lo inevitable sin empeñarse en descartarlo y es ella misma a pesar de los cambios que se producen fuera y dentro de sí misma. La ecuanimidad es visión imparcial, actitud serena, proceder equilibrado.

La ecuanimidad nace de la visión clara de lo que es y de la apreciación sabia de que todo está sometido al cambio y, por tanto, es inestable y mudable. Pero, a pesar de ello, la persona bien entrenada mantiene su ecuanimidad, que nace de la lucidez y la visión penetrativa de todos los fenómenos.

Pero la ecuanimidad nunca es impasibilidad, ni resignación fatalista, en absoluto. Es una visión más abierta y panorámica, que evita así reacciones anómalas de exaltación y abatimiento y que reporta una comprensión más esclarecida y profunda.

Los ejercicios de meditación basados en la atención a la respiración estimulan la actitud de ecuanimidad, puesto que la persona atiende su respiración desde la tranquilidad, en el momento presente, sin deseos ni aversiones, con el ánimo estable. La mente se va purificando y así también la ecuanimidad va aumentando, esa cualidad de cualidades que se ha comparado a la ambrosía más dulce y que permite ver el transcurso de los acontecimientos de la vida desde la serenidad, con entendimiento correcto y sin expectativas, apegos o aborrecimientos que empañen la conciencia y produzcan una visión ofuscada.

Hay una historia muy significativa y que contó en el centro de yoga Shadak mi buen y admirado amigo el venerable Piyadassi Thera al referirse a esta cualidad de cualidades que es la ecuanimidad:

Un hombre vivía con su hijo en un pueblo y tenía un caballo. Cierto día, el hombre, al ir al establo, se dio cuenta de que el caballo se había fugado. Vinieron a verle los lugareños y le dijeron:

—¡Qué mala suerte! Para un caballo que tenías, y se ha ido.

Tranquilamente, el hombre repuso:

—Así es.

Pero poco tiempo después, el caballo regresó trayendo otro, y entonces los lugareños visitaron al hombre y exclamaron:

—¡Qué suerte la tuya!

Con calma, el hombre repuso:

—Así es, así es.

Como ahora tenían dos caballos, padre e hijo salieron a cabalgar. El caballo desmontó al hijo, que se fracturó un brazo.

—¡Qué mala suerte, pero qué mala suerte! —le dijeron los lugareños al hombre, que contestó con toda serenidad:

—Así es, así es.

El país entró en guerra y todos los jóvenes fueron reclutados, menos el que se había fracturado un brazo.

—Mejor suerte es imposible, pero imposible —aseveraron los lugareños.

—Así es, así es —repuso el hombre ecuánime.

La ecuanimidad nace de la lucidez y la lucidez de la ecuanimidad. La lucidez permite ver que todo es cambiante, inestable y, como dicen los sabios chinos, que «vienen los vientos del este, vienen los vientos del oeste».

Sosiego

En la medida en que cultivamos metódicamente la atención, va surgiendo el factor de autodesarrollo que es el sosiego, esa magnífica experiencia de calma interior que a menudo es usurpada por los pensamientos agitados, el descontrol emocional y las vivencias pretéritas, que empañan la conciencia y muchas veces frustran el diestro proceder.

El sosiego, además de ser una experiencia muy enriquecedora, integradora y deleitosa, es también la base de la lucidez con comprensión clara, de la misma manera que el desarrollo de esta última conduce a una serenidad más estable. Todas las técnicas de meditación de atención a la respiración propician en grado sumo el sosiego, tranquilizando tanto los procesos físicos como los psicomentales. Cuando se está meditando, pueden aparecer periodos de desasosiego, tedio, abatimiento y otras emociones aflictivas, pero con la práctica asidua y, sobre todo, con los ejercicios de atención a la respiración, estos estados mentales se van superando y aparecen estados mentales de quietud y bienestar.

Del mismo modo que del desasosiego surge la confusión mental, del sosiego brota la lucidez. Todas las técnicas de meditación inducen el desarrollo del sosiego, pero de manera muy especial las del grupo de atención a la respiración, que son de beneficio para toda clase de personas, sin la menor diferencia.

Debido al desasosiego y la ansiedad, malgastamos mucha energía, pero, además, nosotros mismos nos incapacitamos para el verdadero disfrute. Nada hay que pague un instante de paz, como tantas veces les recuerdo a mis alumnos en las clases. La serenidad es un bálsamo que nos permite ver la vida de otra manera y disfrutar incluso de las cosas aparentemente nimias. Pero el pensamiento agitado e incontrolado se convierte en un foco de inquietud, en un ladrón de la paz interior. Buda ya nos indicaba que una mente donde los pensamientos no están gobernados es un foco de malestar. Si nuestra mente produce ansiedad, cambiémosla, modifiquemos sus modelos aflictivos y actitudes neuróticas.

En la medida en que el sosiego se va recobrando mediante la práctica de la meditación, aquel se puede ir trasladando también a la vida diaria, y así podremos seguir el consejo de Buda: «Sosegados entre los desasosegados y sin ansiedad entre los que ansían», o, como dice Kipling en su significativo poema: «Mantener la cabeza tranquila cuando todo alrededor es cabeza perdida».

La práctica de la meditación, y sobre todo la meditación de atención a la respiración, enseña a estar en el momento presente, en sosiego, sin necesidad de ir y venir, conectando con lo que es.

Hay una historia muy ilustrativa. Tres amigos salen a hacer una excusión por el campo.

Están caminando cuando a lo lejos, en la cima de una colina, ven a un hombre sentado. Entonces uno de los amigos dice:
—Ese hombre debe de encontrarse enfermo.
Otro replica:
—En absoluto. Es que se ha perdido.
El otro asevera:
—Está esperando a alguien.
Se ponen a porfiar y al final deciden ir hasta el hombre y preguntarle.
—¿A que estás aquí porque estás enfermo? —pregunta uno.
—No —responde el hombre.
—¿A que es porque te has perdido?
—No.
—Seguro que es porque esperas a alguien.
Los tres jóvenes, muy intrigados, preguntan a la vez qué hace entonces ahí, y el hombre responde:
—Estoy.

Contento interior

Podríamos decir, para entendernos mejor, que existen dos tipos de contento: el reactivo y el interior. El reactivo viene dado por situaciones que nos son favorables en la vida exterior, buenas noticias, personas que nos quieren y otros factores que son detonantes de nuestra alegría o satisfacción, pero que, como todo, son contingentes y cambiantes. Este contento está siempre sometido a circunstancias externas, y uno es como una hoja a merced del viento, ya que lo mismo que algo produce contento, luego se puede desbaratar y causar descontento. Sin embargo, hay otro tipo de contento independiente de situaciones o circunstancias externas, y es el que denominamos contento interior, que se experimenta cuando uno está psíquicamente armonizado, lleno de sí mismo, con una actitud de equilibrio y aceptación consciente de lo inevitable y libre de inútiles preocupaciones, disgustos o conflictos. Ese es un contento más íntimo, sereno, libre de altibajos. Es por tanto más reconfortante y seguro, porque no está supeditado a situaciones o influencias externas. Ese contento es dicha interior, que procede de la ecuanimidad, la claridad interna, el sosiego y la actitud armónica.

Hay un adagio oriental que reza: «A cada luz sigue su sombra». Así es en el mundo exterior. Como todo es contingente, no se puede encontrar una dicha estable o un contento más permanente. Pero interiormente, en la medida en que uno, con la práctica, va superando modelos de pensamiento y reacciones que engendran dolor, va permitiendo que aflore la energía del contento interno, una alegría que no está supeditada a las vicisitudes o alternancias de la vida.

VISIÓN DE LO QUE ES Y LUCIDEZ

A menudo no vemos lo que es, sino lo que queremos o tememos ver, lo que nos han dicho que debemos ver, lo que vemos condicionados por viejos patrones, acumulaciones psicológicas, traumas y complejos, apegos y aversiones. Vemos a través de lo que yo denomino velos de la mente:

El velo imaginativo

La imaginación, cuando nos domina, se vuelve un obstáculo en la percepción, cognición y reacción de la persona, porque no procedemos de acuerdo con lo que es, sino con lo que imaginamos que puede ser. La imaginación al servicio de la creatividad y el arte, así como de una vida más plena, es formidable, pero no cuando alimenta temores infundados, cuando opaca la visión y la distorsiona. El cultivo de la atención pura permite a la persona hacer uso de su imaginación creadora, pero no debe dejarse asaltar por la imaginación neurótica.

El de las memorias

La memoria es acumulación de vivencias, experiencias, datos e información. La memoria lleva a comparar, medir y también muchas veces a distorsionar. En ocasiones, tanto miramos hacia detrás o hacia delante que no vemos lo que es, pero la atención pura nos permite dejar de identificarnos con memorias nocivas y centrarnos más en lo que es, pudiendo así no estar tan condicionados por los recuerdos, y ni siquiera por el trasfondo de la mente, donde todo se ha ido, desordenada y a veces traumáticamente, depositando.

El del apego

Es un velo muy espeso. ¡Cuántas veces no vemos lo que es, sino lo que deseamos o nos gustaría que fuera! El apego nos impide ser ecuánimes e imparciales, y desencadena otros condicionamientos como codicia, aferramiento y obsesión. La atención pura nos permite disfrutar de lo grato sin tanto apego o aferramiento, con la lucidez de que todo es transitorio.

El del aborrecimiento

No nos podemos ni remotamente imaginar, hasta que empezamos a observarnos con rigor, el papel que juega la aversión en nuestras vidas, que se pone en marcha en cuanto algo no es como queremos, o nos desagrada, o nos causa algún inconveniente. De la aversión nacen el aborrecimiento, la frustración, la rabia, la ira y el odio. Es un velo de la mente también muy espeso, que impide una visión imparcial y clara.

El interpretativo

No vemos las cosas como son, sino como las interpretamos, tal como el que interpreta que una inofensiva cuerda es una serpiente y se aterra.

El de la identificación ciega y mecánica

La identificación mecánica roba por completo la independencia mental, la visión clara y la percepción de lo que realmente es. El proceso de identificación está tan desarrollado que se produce innumerables veces a lo largo del día, y es, por poner un ejemplo, como el camaleón que carece de color propio y adopta el de la superficie sobre la que se posa. Mediante este proceso siempre estamos poseídos por aquello que nos identifica, que en última instancia son nuestros apegos y aversiones y nuestra incapacidad para estar en nuestro centro o eje. La atención a la respiración es un medio de enorme eficacia para volver a nosotros mismos y centrarnos en la sensación de ser, sustrayéndonos a la identificación con objetos externos, sucesos, circunstancias, emociones y pensamientos que nos hacen ser, a menudo, como una hoja a merced del viento.

Hay una historia. En una fiesta real iba a danzar ante el rey una bailarina, pero se puso enferma. Para no desairar al monarca, pidieron a uno de los criados que se ataviase de bailarina y bailara ante el rey. Así lo hizo el criado. La pregunta es: ¿dejó en algún momento de saber que era él y se creyó bailarina y mujer? Seguro que no. Pero cuando la identificación se apodera de uno, se pierde la propia identidad y uno se convierte en el objeto de la identificación. Identificaciones graves son las que tienen lugar con las ideas que nos llevan a despreciar las de los demás, el odio y los celos, las emociones negativas en general, y toda aquella que nos hace perder nuestro centro y nos absorbe, obsesiona, engancha o incluso desquicia. La identificación es una especie de hipnosis que nos arrastra.

El del ego

El ego está detrás de la ofuscación y la ofuscación detrás del ego. Es la identificación con el cuerpo, la mente, los deseos y aversiones, las ideas, los juicios y prejuicios y mucho más. Mal orientado da lugar al egoísmo, la arrogancia, la soberbia, la vanidad y muchas reacciones egocéntricas insanas que hacen daño a uno mismo y a los demás. Por supuesto, el ego exacerbado no permite ver las cosas como son y alimenta la espesa niebla de ignorancia básica de la mente. El exceso de ego o egocentrismo le impide a la persona tener ojos para verse a sí misma y ver a los demás, y frustra la empatía y la compasión. Adultera los hechos. Muchas personas viven para su ego, siervas del mismo, en lugar de para su ser. En contra de lo que se cree, el ego nos hace muy vulnerables y alimenta la susceptibilidad y la suspicacia.

Una de las historias más significativas que hay sobre el ego es la siguiente:

He aquí que a un anciano eremita, con poderes psíquicos, le había llegado el momento de abandonar su cuerpo. Entonces, el Señor de la Muerte le dijo a su emisario que fuera a buscarle y le robara el alma. Se puso en marcha el emisario. Cuando estaba cerca, con sus dones de clarividencia, el anciano supo que se acercaba y se desdobló en cuarenta formas idénticas. Al llegar el emisario, confundido, no supo a quién arrebatarle el alma, así que, decepcionado y fracasado, regresó hasta el Señor de la Muerte y le contó lo sucedido. El Señor de la Muerte le dio al oído unas instrucciones a su emisario, que otra vez se puso en marcha hacia el lugar donde residía el eremita. El anciano, captando con el ojo de la clarividencia que se acercaba el emisario, volvió a desdoblarse. El emisario llegó y vio cuarenta formas iguales. Observó unos instantes y luego exclamó:

—¡Magnífico, increíble! ¡Qué extraordinaria proeza! ¡Es fabuloso! Solo que hay un pequeño fallo.
Entonces el eremita, herido en su orgullo, preguntó:
—¿Cuál?
El emisario del Señor de la Muerte lo atrapó y le sustrajo el alma.

Así, la mente es ese juego de espejos distorsionantes que no ve lo que es tal como es, cuando la lucidez es ver lo que es tal cual es, y después proceder en consecuencia. La lucidez es visión clara, penetrativa y cabal. Buda decía: «Ven y mira». Mira lo que es, más allá de expectativas, temores, gustos o disgustos; lo que es. Pero si difícil es ver lo que es fuera, mucho más lo es ver lo que es dentro, pues nuestra mente recurre a toda suerte de subterfugios, escapismos, justificaciones falaces y autoengaños. La lucidez es el entendimiento correcto, y mediante ella uno capta la realidad que se oculta tras las apariencias y va transformándose más y más interiormente.

La meditación de atención a la respiración nos ayuda a relacionarnos con lo que es, libres de pasado y de futuro, de comparaciones o etiquetas, de expectativas o aferramientos. Así se intensifica la concentración, pero también la visión cabal y un entendimiento más correcto y libre de acumulaciones mentales.

LA COMPRENSIÓN CLARA

La comprensión clara o profunda es el entendimiento correcto y el discernimiento preciso y limpio de juicios, prejuicios o condicionamientos. Cuanto más trabaja uno la atención, más se desarrolla la comprensión clara o penetrativa, que no se estrella contra el barniz o apariencia de las cosas, sino que conecta con lo profundo y ayuda a dilucidar.

Del mismo modo que de la meditación brota la sabiduría, de la atención surge la comprensión clara. Esta comprensión clara puede ser aplicada tanto a los asuntos de la vida cotidiana como a los de la vida interior. Expondré aquí algunos tipos de comprensión clara, pero este entendimiento correcto se puede extender a cualquier ámbito o parcela. Cuando la atención se afina más y más, más y más se purifica el entendimiento y se hace más fiable. Entonces comienza a verse y percibirse aquello que pasaba desapercibido por falta de atención. La atención, así, asociada a la comprensión clara, adquiere toda su eficacia. Se va disipando la ignorancia básica de la mente y se va consiguiendo una lucidez que permite proceder en consecuencia, porque si uno cree que sabe, pero no procede en consecuencia, es que realmente no sabe.

Mediante la atención y la comprensión clara comienzan a disolverse los autoengaños, que son uno de los mayores escollos que se deben trascender en la senda de la realización del sí y el despertar de la conciencia.

En la mente hay muchas trabas o impedimentos que superar, muchas tendencias nocivas que ir debilitando y, si se puede, ir erradicando. Estas tendencias o inclinaciones están muy arraigadas y no es fácil suavizarlas. Primero hay que descubrirlas y luego poner los medios para que pierdan y agoten su impulso. Para descubrirlas son idóneos la meditación, la autoobservación y el examen riguroso de la mente. La meditación nos ayudará a modificar —mediante la atención, la ecuanimidad y la lucidez— nuestras reacciones psicomentales, muchas de las cuales son debidas a una cognición

33

deficiente, una percepción débil y una reactividad desmesurada y por tanto neurótica.

La atención y la lucidez son herramientas muy poderosas para descubrir y deshacer los autoengaños y poder irse desenmascarando, cosa que, por dolorosa que a veces resulte, es la única vía para realmente ser uno mismo y superar engañosos modelos de pensamientos que nos embaucan y causan infinito sufrimiento propio y ajeno.

Los autoengaños pueden ser muy numerosos y sofisticados. Se basan en toda suerte de pretextos o justificaciones falaces, componendas y composturas psíquicas, amortiguadores psíquicos y la toma de caminos de evasión que nos alejan de nosotros mismos y nos van alienando. Hay que llevar a cabo un serio trabajo sobre uno mismo para reorganizar la vida psíquica y conseguir que el estancado proceso de individuación y madurez real se reactive y pueda culminar con éxito. De otro modo, en ese estancamiento somos víctimas de la ignorancia básica de la mente y sus tendencias perjudiciales. Ese estancamiento nos hace quedarnos a medio camino en la senda hacia la madurez emocional y la autorrealización.

Debemos dar la bienvenida a todo lo que nos ayude a salir del estancamiento y a poner en marcha nuestras mejores energías de autoliberación, que, en cuanto empiecen a eclosionar, serán valiosas aliadas que nos impedirán volver a caer en el sueño profundo de la psique, la mecanicidad y la impresionante urdimbre de autoengaños y mentiras que hemos creado. Porque, en tanto no comience a haber vislumbres de un modo de ser más armónico, seguiremos perdidos en el laberinto de nuestra propia psique, lo que da por resultado síntomas ingratos de temores infundados, frustraciones amargas, desasosiego, abatimiento, indolencia y tantos otros. Se paga un alto diezmo por quedarse a medias en el camino de la autorrealización.

La lucidez se ve impedida en su manifestación por todas esas rutinas internas y modelos muy enraizados que adulteran tanto la cognición como la percepción y la reacción, automatizando a la persona y sometiéndola a la virulencia de sus corrientes psíquicas. ¿Cómo puede así haber libertad ni de cognición ni de acción? Esas impregnaciones en el inconsciente, los *samskaras*, son fuerzas que impelen a la persona incluso a su pesar. Pero mediante el cultivo metódico de la atención, que termina por desencadenar la clara comprensión, la persona está mucho más capacitada para pensar, hablar y hacer.

Como la clara comprensión es aplicable a infinidad de temas y situaciones, tanto espirituales como de la vida diaria, señalemos algunas de sus aplicaciones. Encontramos otras muchas en la variedad de la vida, pero estas resultan mucho más concretas en la esfera de la enseñanza espiritual; tienden a eliminar las corrupciones de la mente y a desempañar la conciencia para poder ver con visión penetrativa, cabal y realmente transformativa.

En una ocasión, Buda dio un discurso muy breve y contundente. Hay quien dirá que no fue un discurso, pero a mí me gusta tenerlo como tal, y además funciona como discurso magistral, de esos a los que nada les falta y nada les sobra. ¿Qué dijo? Despegó los labios para pronunciar estas palabras: «Acude y mira».

Así de simple, así de escueto, así de aleccionador, así de hermoso. «Acude y mira.» Mira lo que es, libre de apegos o aversiones, expectativas o prejuicios, juicios o ideas preconcebidas. Y así se obtiene clara comprensión. Porque esa manera de mirar es lucidez, es entendimiento correcto, lleva a la Sabiduría, frena la ofuscación, nos previene para no perdernos en un amasijo de ideas, de superposiciones mentales, de creencias prestablecidas.

Comprensión clara del fin

Consiste en obtener un entendimiento consciente y claro del objetivo al que uno se dirige o del fin que se quiere conseguir. En la vida cotidiana, y por cuanto todo está sometido al cambio y a variables a veces imprevistas, el objetivo puede, obviamente, cambiar, y además se va uno proponiendo, según las circunstancias y la dinámica de la vida cotidiana, diferentes objetivos; pero en cuanto a la vida interior, el objetivo está muy definido: liberar la mente de tendencias insanas, lograr paz interior y llevar a cabo la acción diestra.

Comprensión clara de los medios

La comprensión clara del objetivo es necesaria, pero no lo es menos la de los medios útiles o hábiles con que uno cuenta. No basta con saber hacia dónde se dirige uno, sino que hay que disponer del vehículo necesario para poder desplazarse hacia el objetivo o fin, como el que sabe que quiere llegar de una orilla a otra de un río, pero tiene que contar con la balsa que lo haga posible. Hay que ponderar, pues, el fin y los objetivos, aplicando así la denominada atención clara. En la búsqueda interior, los medios son las enseñanzas y los métodos que hemos recibido.

Comprensión clara de la idoneidad

Este tipo de comprensión es muy importante y todos deberíamos entrenarnos en ella, pues nos permite determinar cuándo algo es procedente o improcedente, pertinente o irrelevante, conveniente o no, ya sea al hablar o al no hacerlo, al actuar o al abstenerse de hacerlo. Desarrollando esta categoría tan esencial de comprensión, que nos permite en cada momento dilucidar lo que procede o no hacer, todos evitaríamos hacer daño a los demás o a nosotros mismos.

Comprensión clara de las enseñanzas

Se trata de comprender con la mayor claridad posible y profundidad las enseñanzas que vamos recibiendo para evolucionar conscientemente, madurar espiritualmente y sentirnos más plenos y completos en nosotros mismos. Las enseñanzas hay que escucharlas o leerlas, reflexionarlas y probarlas.

La comprensión clara también se puede aplicar a los pensamientos y emociones, para fortalecer y desplegar los constructivos e ir frenando los destructivos o debilitándolos o dejando pasar su efecto. Esta comprensión clara también se puede llevar a la palabra, para ser más reflexivos y conscientes al expresarnos o saber cuándo lo más idóneo es guardar silencio. Esta comprensión clara de los actos también es de gran ayuda.

La comprensión clara es aplicable a toda situación vital, nos hace más reflexivos y lúcidos, nos permite saber mejor cuándo optar o dejar de hacerlo y nos ayuda a combatir la mecanicidad.

Buda insistía especialmente en la necesidad de mantener la lucidez en la vida diaria y de ponerla al servicio de nuestras acciones, para ser menos compulsivos, mecánicos y descontrolados. Hay que aprender a regular las conductas mental, verbal y corporal. ¿Cómo conseguirlo? Mediante el entrenamiento en la atención conducente a la comprensión clara.

CÓMO ENTRENAR Y DESARROLLAR LA ATENCIÓN

La atención es entrenable y desarrollable. Del mismo modo que si no se ejercita, va menguando, si se ejercita se va desarrollando muy favorablemente, y entonces enriquece de modo considerable la vida de la persona, de tal forma que, como ya decían los antiguos maestros zen, «el sonido se torna más sonido y el color más color».

Desde muy antaño, tanta importancia le dieron los sabios de Oriente al cultivo metódico de la atención que comenzaron a crear métodos muy fiables para llevarlo a cabo, entre los que ha jugado el papel más destacado la atención a la respiración.

Además de irse entrenando metódica y sistemáticamente en la atención, se aprende a estar atento estando atento.

Para adiestrarse en la atención se utilizan soportes o ayudas en los que fijar la mente, y, sin duda, uno de los soportes más esenciales, utilizado desde tiempos inmemoriales, es la atención a la respiración, porque, como está siempre disponible y es muy fácil de sentir, uno puede usarla para ir combatiendo la dispersión mental e ir unificando la conciencia. Hay otros soportes, como la captación de una parte del cuerpo, la repetición de un sonido o palabra, la concentración en una figura geométrica o color, la fijación de la mirada en un punto o en la llama de una vela, y tantos otros métodos para inhibir el pensamiento descarriado y activar la atención consciente y unificada.

Pero no cabe la menor duda de que los ejercicios del grupo de meditación de atención a la respiración son altamente provechosos y eficientes en todos los sentidos. En la medida en que nos entrenamos en el cultivo de la atención a través de la meditación, luego es mucho más fácil poder mantener la atención en la vida diaria y estar perceptivos y lúcidos en aquello que pensamos, decimos o hacemos. Y así, cualquier actividad se convierte también en un objeto de meditación, con lo que la vida misma es una gran maestra para estar atentos, lúcidos, diestros y conscientes.

Lo que realmente sirve para el desarrollo de la atención es la práctica asidua de la meditación y tratar de mantener un dintel de mayor atención en las actividades llevadas a cabo en la vida diaria. De nada sirve la teoría si no se plasma en la práctica. Hay una historia muy elocuente al respecto:

Un grupo de expertos en el cerebro iban viajando en un tren, en dirección a una ciudad donde iban a asistir a un congreso sobre la mente. Estaban discutiendo acaloradamente, cada uno exponiendo sus opiniones sobre la atención. De repente, el tren descarriló y los vagones fueron zarandeados a uno y otro lado violentamente, pero los científicos seguían hablando sobre la atención sin haberse percatado de ello.

La atención exige en principio esfuerzo, tenacidad, voluntad y energía, porque lo fácil es dejarse llevar por la inercia, la mecanicidad e incluso la negligencia, y así, cada día se descuida más la mente y cada día la atención se debilita en mayor grado. Hay otra historia que gustan de narrar los budistas, y su protagonista sí procedió de manera muy diferente a la de los inatentos científicos:

Un hombre iba a ser trasladado de una prisión a otra, y para ello debía pasar por una ciudad en la que se estaban celebrando las fiestas. Al preso se le dijo: «Colocaremos un cuenco sobre tu cabeza, lleno hasta el borde de aceite. Detrás de ti irá el verdugo con la espada desenvainada, y si derramas una sola gota de aceite, te rebanará la cabeza». Así se hizo, y el hombre comenzó a caminar con el verdugo tras él. Llegó a la ciudad, y en ese momento también lo hacían un grupo de alegres y vociferantes bailarinas, pero el preso, sabiendo que se jugaba la vida, ni por un momento ladeó la cabeza. Siguió caminando con toda atención y cuidado, y pudo llegar así al otro presidio sin derramar ni una sola gota de aceite y salvó su vida.

El alcance de la atención

No nos podemos ni imaginar el alcance de la atención hasta que no empezamos a practicarla de una manera seria, asidua y motivada. Entonces la atención nos descubre todo su potencial y lo pone a nuestro servicio.

Dejamos de cometer muchos errores que cometíamos por falta de atención; aprendemos a intervenir cuando es oportuno y a dejar de hacerlo cuando así lo aconseja la situación; somos más conscientemente reflexivos, hablamos con más moderación y acierto, nuestras relaciones ganan en intensidad, desarrollamos una cognición más plena y una percepción mucho más intensa, vamos liberando la mente de oscurecimientos y tendencias tan neuróticas como destructivas, llevamos a cabo cualquier tarea con mayor precisión, disfrutamos más de las pequeñas cosas, tenemos una herramienta poderosa para conocernos y regular nuestras conductas mental, verbal y corporal.

La atención bien entrenada se torna más cabal, penetrativa y dilucidadora y nos ayuda a poner en marcha la denominada energía del observador, que nos permite distanciarnos interiormente de las nubes de nuestras emociones nocivas o de las circunstancias adversas, pudiendo así ser más ecuánimes, sosegados y aplomados.

Uno de los objetivos básicos del cultivo de la atención es conseguir su gran poder transformativo, pues no se trata solo de estar atentos, sino, por la deriva que toma la atención hacia la ecuanimidad, de alcanzar una visión más objetiva de uno mismo, una capacidad para desarticular desmesuradas reacciones egocéntricas y superar viejos modelos de pensamientos causantes de sufrimiento, y la energía que reporta para no solo poder descubrir lo que hay que trascender o debilitar en uno, sino para poder ir, incluso, erradicándolo.

La atención es indispensable para conocernos mejor. Nos ayuda a observarnos y a descubrirnos, y así, a transformar lo que tenemos que cambiar y a alcanzar una manera de ser más armónica, sana y equilibrada.

Para poder sacar una espina, hay que descubrir dónde está; para poder eliminar el lado nocivo de nosotros mismos y poder modificarlo, hay que empezar a conocerlo, y esto solo es posible mediante la atención aplicada a nosotros mismos, que es capaz de sondear nuestra psicología y ver nuestro lado sano y nuestro lado insano, y que es como una antorcha con la que penetramos en los oscuros senderos de nuestra psique. Estando más atentos, pondremos la intención en nuestro lado positivo y la iremos retirando de lo negativo, produciendo así una especie de transformativa alquimia interior.

Las que los hindúes denominan tres puertas de Brahma son: la mente, la palabra y los actos. Si estamos más atentos y vigilantes respecto a ellas, evitaremos más pensamientos, palabras y actos inadecuados y pondremos el acento sobre los adecuados.

El desarrollo de la atención también facilita una activación y purificación del discernimiento, o esa sabiduría discriminativa que nos permite no solo ver lo que es, sino, después de discernir (revelar), poder optar o dejar de hacerlo, intervenir o evitar cualquier injerencia de acuerdo con las circunstancias y lo que resulte más conveniente.

La atención unificada es concentración intensa, que conduce a la claridad mental, y esta puede aplicarse a la observación imparcial e imbuida de todos los procesos de cuerpo y mente: corporeidad, sensaciones, percepciones, contenidos mentales y emocionales. De esta manera, uno obtiene una experiencia directa y transformativa de uno mismo, que se convierte en el objeto de una observación muy atenta y ecuánime. Se puede así ir conectando con un tipo de mente mucho más silencioso, apacible y puro. Ese tipo o lado de la mente está más allá de lo ideacional y del ego.

Nadie puede desarrollar la atención por otro, pero en la medida en que uno la cultiva, está más capacitado para cuidar de sí mismo y de los demás. No solo se atiende a lo que viene de afuera, sino a lo que sucede en uno, y entonces la vigilancia se complementa y se ensancha con la autovigilancia.

Una historia muy significativa es la del acróbata y su aprendiza.

Iban realizando un número circense por distintas localidades de la India, consistente en que el hombre colocaba sobre sus hombros una larga pértiga y la niña ascendía al extremo superior de la misma y hacía números acrobáticos. Cierto día, el hombre le dijo a la niña:

—Para no tener un accidente, tú debes estar muy atenta a mí y yo muy atento a ti.

Pero la niña le corrigió y dijo:

—Así no funcionaría, maestro. Para no tener un accidente, tú debes estar muy atento a ti y yo muy atenta a mí. Así todo saldrá bien.

La atención se cultiva estando atento. Pero como no es fácil estar atentos en la vida diaria, se requiere como entrenamiento la práctica de la meditación, y en este sentido, los ejercicios de atención a la respiración son sumamente importantes y nos preparan para estar más atentos en la vida diaria. Por mucho que digamos sobre la atención, lo idóneo es practicarla por uno mismo, vencer el descuido de la mente y la negligencia y poder ganar en atención.

Un discípulo acudió a su maestro y le preguntó:

—¿Qué es la atención?

El maestro repuso:

—Atención.

—¿Y qué más?

—Atención, atención.

—Pero habrá algo más —protestó el discípulo.

El maestro dijo:

—Atención, atención, atención.

—Y... ¿qué es la atención? —insistió el discípulo, exasperado.

Y el maestro concluyó:

—La atención es la atención.

Se está atento o no se está atento. La atención opera en el momento presente y puede captar lo que sucede fuera o dentro de nosotros. A veces se hace uso de la atención abierta y otras de la atención concentrada, según lo requiera la actividad que estemos llevando a cabo.

Como tendemos a ser muy robóticos o mecánicos, nos cuesta estar atentos, pues nos dejamos llevar por un estado de mecanicidad o inercia. A veces no es fácil ir contra la corriente de la inercia, y por eso hay que desplegar motivación, voluntad y energía. Ya darse cuenta de que no se está atento es un buen comienzo para empezar a intentar estarlo. Así como la inatención es abono para la inatención, la atención engendra atención.

LA ATENCIÓN COMO FILTRO Y GUÍA DE LA MENTE

Mucho se habla, y con razón, de la polución ambiental, pero poco se habla de una polución aún más perniciosa como es la psíquica. En una sociedad en muchos aspectos enferma, y en un entorno que no invita a la armonía, la persona corre riesgos ciertos de que su salud emocional y mental quede mermada y su proceso de autodesarrollo y madurez se vea estancado. Aquí, de nuevo, la atención puede ser de un valor inmenso, puede revelar toda su eficacia, por cuanto puede ser, por un lado, una guía, y, por otro lado, un filtro de la mente, y puede minimizar en cierto modo los impactos neuróticos de una sociedad que para nada o casi nada se ocupa en realidad del bienestar psíquico, y menos espiritual, de la persona. Por todo ello, aunque sea para sobrevivir psíquicamente y no descentrarse, se requieren herramientas eficaces, y una de ellas, reconocida desde muy antaño por los sabios de Oriente, es la atención, pues permite cribar, seleccionar y tomar para uno lo adecuado y descartar lo inadecuado.

No hay persona que no pueda mejorar su atención, recurriendo a métodos específicos para ello y tratando deliberadamente de estar más atenta en las actividades de la vida diaria. Los ejercicios de atención a la respiración serán de gran ayuda, porque no solo se pueden ejercer estando sentados en meditación, sino que se pueden practicar en cualquier situación de la vida diaria, mientras permanezcamos ajenos a cualquier persona que esté a nuestro lado.

Nyanaponika Thera es una de las personas que más investigaron el tema de la atención, la comprensión clara y, en suma, escribió el texto titulado Los *fundamentos de la atención*. Sus conocimientos sobre las enseñanzas de Buda y sus métodos eran extraordinarios. Tuve la fortuna de entrevistarle un buen número de veces a partir de 1973. Él proponía dos sagaces «trucos» para estimular la atención en determinados momentos oportunos para ello, trucos que además son técnicas de contramecanicidad, puesto que impiden la maquinicidad y el estar realimentando de continuo nuestro yo robótico. Nyanaponika denominaba estas técnicas «pausar» y «parar», y son de una gran utilidad, sobre todo como métodos de entrenamiento, y más aún para las personas muy impulsivas.

«Pausar» invita a realizar la acción más lentamente, con conciencia. Nos ayuda a ser menos maquinales y compulsivos, a estar más atentos y ecuánimes. Hay una historia budista muy orientativa. Un monje le pide a otro un utensilio para comer. Este otro extiende el brazo automáticamente para entregárselo, pero se percata de que lo ha hecho impulsivamente, y entonces repliega el brazo y, con conciencia y lucidez, lo vuelve a estirar para ofrecerle el utensilio al compañero.

«Parar» consiste en detenerse unos instantes fugaces antes de acometer la acción. Así, desautomatizamos y activamos el elemento vigil de la mente. De ese modo evitaremos muchos errores debidos a lo impulsivo y seremos más reflexivos y conscientes al hablar y al hacer. Y además, iremos entrenando metódicamente la atención en la vida diaria.

Tipos de atención

Existen diferentes tipos de atención que merecen ser destacadas, al menos sucintamente, y son:

Atención pura y atención impura

La atención impura o indirecta es la que está asociada a juicios, prejuicios, patrones y condicionamientos, con lo que aquello a lo que se atiende está perturbado o falseado por una observación distorsionada. La atención pura, también denominada directa o escueta, es la que está libre de juicios, prejuicios, modelos o condicionamientos, y nos permite percibir con más ecuanimidad y claridad. Se limita a captar y registrar lo que es, sin otros aditamentos, y puede ser muy penetrativa y conectar con lo que a la atención impura le pasa desapercibido.

Atención consciente y atención mecánica

La atención mecánica es aquella que surge por sí misma y que es instintiva. No deja de ser importante, pero solo se pone en marcha en determinadas ocasiones, y lo hace de modo muy parcial y teñido por la aversión y el deseo, por lo que no percibe las cosas como son y se deja llevar por antipatías y predilecciones, mientras da la espalda a la claridad y la ecuanimidad. La atención consciente, también denominada vigilante, es aquella que se activa deliberadamente, mediante un esfuerzo, y que se aplica a lo que sucede más allá de apegos o aversiones. Intentamos que esté más activa en las distintas situaciones de la vida y se puede aplicar a lo que viene de fuera o a lo que se produce dentro de uno. Es una atención que va adquiriendo más intensidad a medida que se entrena metódicamente, como un músculo que se desarrolla con el ejercicio adecuado.

Atención debida y atención indebida

La atención debida es la que se pone al servicio de los pensamientos positivos y las emociones sanas, de lo constructivo y saludable, de la cooperación con uno mismo y con los demás, en tanto que la atención indebida es la que se aplica a emociones insanas, pensamientos nocivos, al egoísmo y las actitudes perniciosas. Otra forma de utilizar la atención debida es centrarla en lo que en el momento se está diciendo o haciendo, y no, indebidamente, en aquello a lo que no debemos aplicarla en esa situación.

Atención concentrada o atención abierta

Si estás mirando la llamita de una vela con mucha atención y absorto, eso es atención concentrada, del mismo modo que se canaliza el agua. Si estás en un parque, alerta al trino de los pájaros, la risa de los niños, el aroma de las flores, de momento en momento, eso es atención abierta. Los objetos de la atención pueden ser muy numerosos, pero la atención es una, y es como un foco cuya luz podemos estrechar e intensificar sobre algo, o desplegar y que ilumine alrededor. A veces procede la atención concentrada y otras la atención abierta. Lo esencial es estar lo más atentos que podamos.

Atención unificada o fragmentada

A menudo, como nuestra capacidad de atención es muy débil, se dispersa y pierde profundidad y eficiencia. Con la práctica meditacional y tratando de estar más atentos a las actividades diarias, así como a la mente y la palabra, vamos ganando en atención recogida, y esta se unifica y gana en poder. Deja de ser tan intermitente para ser más mantenida. Los ejercicios de meditación de atención a la respiración son de inmensa eficacia para lograr una atención más unificada y mantenida.

La atención hacia fuera y la atención hacia dentro

Dado que la atención es como una flecha con dos puntas, puede ser dirigida hacia fuera, para captar lo que de ahí viene, o hacia dentro, para percatarse uno de sus propias emociones, reacciones psíquicas, pensamientos o sentimientos, así como de las tendencias insanas (ofuscación, avaricia y odio) o de las sanas (lucidez, generosidad y compasión). Esto nos permite poner el énfasis en las sanas y retirar la energía a las insanas.

En los ejercicios de meditación de atención a la respiración se trabaja con la atención pura, consciente y debida. La respiración, en su flujo natural, se convierte en un soporte para el cultivo y desarrollo de la atención pura, consciente y debida. Así la respiración se torna en la base y el centro de la atención, mientras evitamos cualquier pensamiento o idea y, en lo posible, cualquier digresión mental. Como la respiración siempre está disponible y representa el momento presente, a través de esta práctica meditativa se va consiguiendo entrenar la mente para que viva la realidad inmediata.

Activada y unificada la atención, esta será de una extraordinaria ayuda para ver y distinguir entre los pensamientos sanos y los insanos, y esto nos va a permitir seleccionar y desechar los perniciosos y desplegar los sanos. También el discernimiento se purifica y se convierte en magnífica herramienta para ver, distinguir y proceder.

Como más adelante veremos, la respiración se puede convertir en soporte de la atención en cualquier momento o situación de la vida cotidiana, pues siempre está disponible para que podamos apoyarnos en ella cada vez que nos descentramos o necesitamos reunificar nuestras potencias mentales.

Salvo raras excepciones, a todos nos cuesta estar muy concentrados. La mente se dispersa de continuo, y solo si algo resulta muy interesante o requiere especial atención conseguimos concentrarnos. Pero la concentración se va ganando en la medida en que se entrena y en que tratamos de centrar la atención en un objeto determinado, sea la respiración, el trino de un pájaro o la brisa del aire. La siguiente historia es muy elocuente:

Un sabio había abandonado temporalmente su retiro en su ermita de los Himalayas y descendió a una localidad de la planicie. Estaba pasando por una calle cuando vio a un ladrón, perfectamente concentrado, pasando por una cornisa con su botín a cuestas. Cuando el ladrón estuvo en el suelo, el sabio se le acercó y le dijo:

—Amigo mío, quiero hacerte una proposición. Yo te enseño ética y tú me enseñas concentración.

La concentración proporciona un gran poder a la mente y al carácter y permite que la acción sea más diestra y que cada momento se viva con plenitud.

La atención a la respiración se puede utilizar para ir aumentando en grado muy considerable la concentración y conseguir estados muy elevados y significativos de abstracción mental o ensimismamiento, donde las ideas se inhiben y surgen sensaciones transformativas de introspección, unificación de la conciencia, alegría, gozo y un inmenso sosiego.

La atención que la mente fija en la respiración facilita, si uno se lo propone, estados de éxtasis, que producen mucha calma y limpian la mente. Se va conquistando el lado más quieto de la mente, que es muy distinto al de la mente ordinaria y casi desconocido para la mayoría de las personas. Tan diferente es esa mente quieta y absorta que en el yoga se la denomina *unmani*, o sea, no mente, y en el taoísmo se hace referencia al no pensamiento. En mi relato espiritual-iniciático *El faquir* hago referencias a un estado muy especial de la mente que se llama *nirmana-kala*, que es la mente vacua y por tanto libre de categorías como el tiempo y el espacio.

2

Una compañera inseparable: la respiración

La respiración está siempre presente mientras estamos vivos. Por un lado, respiramos para vivir, pero también así vivimos para respirar. Somos seres básicamente respirantes. En situaciones normales respiramos de quince a veinte veces por minuto. Nuestra vida comienza con una inhalación y termina con una exhalación. La respiración es la más básica fuente de energía y vitalidad.

Al estar la respiración siempre presente (pues respiramos de quince a veinte veces por minuto, como ya he señalado), siempre está en disponibilidad, es decir, siempre podemos servirnos de ella para situarnos en la realidad momentánea, centrarnos y recentrarnos, calmarnos, activar la atención y superar estados de irritabilidad, nerviosismo, angustia o sobretensión.

Buda le concedió una muy destacada importancia a la atención a la respiración, que consideró un adiestramiento noble y divino que él mismo practicó la noche de su despertar definitivo. Ya cientos de años antes, los yoguis habían revalorizado enormemente no solo el *pranayama*, sino también el entrenar la mente y concentrarla tomando como base la respiración.

En el yoga se valora inmensamente la retracción sensorial o interiorización y los estados superiores de conciencia y la unificación mental, y la atención a la respiración es un entrenamiento idóneo para ello. Los beneficios son tan numerosos que casi resultan incontables, pero la atención a la respiración es un bálsamo para el cuerpo y la mente, armoniza los mapas energéticos, pacifica las emociones, frena el discurso mental, centra en el momento presente, aviva el entendimiento, acentúa la visión penetrativa y dota de gran ecuanimidad, hasta tal grado que en la tradición budista de viejo cuño se aconsejaba estar atentos a la respiración en la antesala de la muerte.

Puesto que la atención a la respiración esclarece la mente en grado sumo y permite desarrollar lucidez, también puede utilizarse como una lámpara o foco, para iluminar tanto el cuerpo como la mente, conocer mucho mejor sus procesos y su funcionamiento y vislumbrar más allá de lo aparente o mudable.

Cualquiera que sea el tipo de meditación que el practicante vaya a llevar a cabo, los ejercicios de atención a la respiración siempre resultan muy eficientes y provechosos como base o preliminar. De ahí que la atención a la respiración se haya utilizado en el yoga, el budismo *theravada*, el budismo zen, el jainismo, el budismo tibetano e incluso en los métodos contemplativos del cristianismo ortodoxo y en determinadas corrientes sufíes.

Hay yoguis que, por su adelantado grado de entrenamiento, logran utilizar diversas funciones corporales para acentuar la concentración y la interiorización, como los latidos cardiacos, pero eso resulta difícil para personas no muy entrenadas, y en cambio la respiración puede servirle de objeto concentrativo incluso a un niño, si se le explica. Es fácil de sentir, y si no se logra al principio, se puede recurrir a hacer respiraciones un poquito más profundas, pero no ejercicio respiratorio.

Como la atención a la respiración es de por sí calmante, además de otros ejercicios meditativos destinados a abstraerse e interiorizarse podemos utilizarla para estar más calmados y lúcidos en ejercicios de observación de los propios procesos psicofísicos u otros de distinta naturaleza.

Aunque al principio la persona tenga que esforzarse por estar atenta a la respiración, luego el ejercicio se hace más fácil y resulta mucho más motivante, porque va procurando calma y alegría. Incluso, gracias al ejercicio de atención a la respiración, también el cuerpo se va acoplando mejor a la postura meditativa y van desapareciendo molestias o se van enfocando con mucha más ecuanimidad y estoicismo. El vínculo entre el cuerpo y la mente se manifiesta mucho mejor a través de la atención a la respiración, que es como una bisagra entre el uno y la otra.

Profundizando en la práctica de la atención a la respiración, uno se va dando cuenta de muchas cosas de sí mismo que antes le pasaban desapercibidas. La mente se percata de fenómenos antes inadvertidos.

Puedo decir que personalmente utilizo la atención a la respiración en muchos momentos del día, nada más despertarme por la mañana o al irme a dormir por la noche. Así es como se puede uno servir de ella para afrontar cualquier situación que resulte incómoda o estresante.

Buda enseñó a morir a su esposa, la princesa Yasodhara, y seguro que la puso al corriente de cómo tranquilizarse e interiorizarse con la atención a la respiración. Y a su hijo

Rahula le aconsejó: «Desarrolla la meditación sobre la inspiración y la espiración, Rahula, pues la atención a la respiración, desarrollada y practicada con frecuencia, rinde mucho y es muy conveniente». En un destacado texto budista, el *Samyutta Nikaya*, podemos leer:

> La concentración de la mente, que se obtiene a través de la atención a la respiración, si se cultiva y practica con regularidad, es sosegada y sublime, es un estado puro y feliz de la mente que hace que se desvanezcan inmediatamente las ideas perniciosas y no saludables en el momento en que surjan.

Así, cuando el pensamiento negativo o insano tiende a enrocarse, lo mejor es prestar intensa atención a la respiración y evitar así alentarlo y desplegarlo. Es una herramienta con la que siempre podemos contar, del mismo modo que si uno se siente embotado, descentrado o con la mente enturbiada, puede echar mano del ejercicio de sentir la respiración y armonizarse. Es un remedio de gran eficacia.

Respiración mecánica y respiración consciente

Nuestra respiración se desarrolla de manera espontánea. Funciona por sí misma y siempre está presente, y por lo tanto en disponibilidad para que la utilicemos perfectamente como objeto o soporte de atención, por lo que nos ayuda a situarnos en el momento presente. Cualquier persona, si se lo propone, puede estar deliberadamente atenta a la respiración, aunque de vez en cuando la mente se disperse. Así, la respiración es una ayuda de enorme importancia para poder conectarse con el momento presente, entrenar la atención mental pura y vigilante, desarrollar la percepción y frenar los pensamientos indómitos. Es una función corporal que toda persona puede captar, o sea, toda persona puede ser consciente de su flujo natural. Hay yoguis muy avanzados, como ya hemos señalado, en esta práctica, que pueden sentir el pulso o los latidos del corazón, pero se requiere un especial entrenamiento, por cuanto cualquier persona, joven o anciana, puede esforzarse por percibir su respiración y entrenarse para poder captarla cada vez más nítidamente cuando se lo proponga.

DOBLE UTILIZACIÓN DE LA RESPIRACIÓN

Desde muy antaño, en la India se utilizó la respiración en su doble vertiente: en el marco del método de control consciente de la respiración, para estimular el cuerpo y las energías y activar la mente, y como soporte para el cultivo metódico de la atención. En la primera vertiente a la que hacemos referencia, se ejerce control sobre la respiración, se atienden determinados requisitos y se imponen ritmos de respiración. En el yoga estamos hablando del grupo de técnicas de control respiratorio llamado *pranayama*. En el *pranayama*, el practicante dirige y regula su respiración, en tanto que en la meditación de atención a la respiración —que es la segunda vertiente— no se modifica la respiración en absoluto y se deja que se produzca con toda naturalidad.

Tengamos bien presente, pues, que, como la respiración está siempre a nuestra disposición mientras vivimos, se puede utilizar en todo momento para refrenar estados aflictivos como el mal genio o mal humor, el nerviosismo, la dispersión mental, la ansiedad o la irritabilidad, entre otros muchos. En cualquier situación o lugar, uno puede ralentizar un poco su respiración, conectar con la misma y recentrarse y sosegarse. La respiración se convierte de este modo en un refugio inexpugnable.

3
La atención plena a la respiración

La atención a la respiración unifica la mente y da lugar a un proceso que los yoguis desde antaño han denominado *ekagrata* o unidireccionalidad mental, que permite ir inhibiendo el pensamiento y obteniendo una nueva manera de percibir hacia dentro y hacia fuera. Pero además, la respiración se puede utilizar siempre como base o soporte, una especie de fiable eje para, también desde ahí, estar más atentos a otros soportes u objetos, pues la atención a la respiración calma y concentra, y así la mente está más capacitada para penetrar y aprehender. De esa manera, cualquier método de meditación o técnica psicomental que se siga puede ser ayudado por la atención a la respiración, con su indiscutible poder de sosegar y esclarecer. Incluso en la vida diaria, cuando uno se despista o distrae demasiado, durante unos instantes puede tomar conciencia de la respiración y volver a sí mismo, o sea, re-centrarse, y desde ahí centrarse también en el momento presente.

A lo largo de milenios, la meditación de atención a la respiración se ha ido convirtiendo en una meditación universal, por decirlo así, toda vez que puede servir como ejercicio previo a cualquier otra técnica de meditación que se lleve a cabo.

Buda les pedía a sus discípulos que se dedicaran, con mucha perseverancia y por largos periodos de tiempo, a la meditación de atención a la respiración. Se la aconsejaba a su hijo Rahula y él mismo, a pesar de estar iluminado, la practicaba, sobre todo durante los retiros, en las épocas del monzón. Buda comprobó por su propia experiencia, pues la noche de su iluminación practicó la atención a la respiración, hasta qué punto esta práctica calma la mente, afina la atención, esclarece el discernimiento y desarrolla comprensión lúcida y transformativa.

La atención a la respiración está libre de artificio, acentúa la conciencia pura y la atención sin juicios ni prejuicios, e incluso un niño, si se le explica, la puede llevar a cabo perfectamente. Es una de las prácticas más antiguas y solventes para promover la quietud, la ecuanimidad y el estado de dicha interior. Genera un tipo muy especial de percepción e interiorización que luego puede ser aplicado a la observación de los propios procesos psicofísicos para desarrollar lucidez transformativa.

Merece la pena insistir en la utilización de la atención a la respiración para provocar un inquebrantable estado de calma que facilite la captación de procesos psicosomáticos, pero también como apoyo a otras técnicas meditacionales. Por eso la atención a la respiración se ha utilizado en el yoga, en el budismo *theravada* o en la meditación *samatha* y *vipassana* (de calma y visión profunda y cabal), en el zen, en el taoísmo, el budismo tibetano e incluso en el cristianismo ortodoxo. Toda apreciación es muy diferente desde la quietud, incluso cuando uno aborda asuntos mundanos o problemas de la vida diaria.

El entrenamiento en la atención a la respiración modifica

muchas actitudes mentales, frena reactividades desmesuradas y, con la práctica suficiente, genera lo que se ha venido denominando «nube de quietud y contento».

Según cómo se enfoque la atención a la respiración, el ejercicio puede conducir a estados muy elevados de abstracción mental o a obtener un soporte fiable para, desde esa atención pura, poder observar, como en la meditación *vipassana*, los procesos del cuerpo y la mente en su surgir y desvanecerse. Pero la atención pura y plena que desencadena la práctica necesaria es luego de enorme utilidad para estar más centrados en la vida diaria y observantes en el momento presente, más ecuánimes y más libres de pasado y de futuro, así como de juicios, prejuicios, condicionamientos internos e influencias del inconsciente que, si afloran, podemos observar sin identificarnos, como testigos imperturbados.

Al estar la respiración siempre disponible, en cualquier momento podemos conectar mentalmente con ella y utilizarla como una poderosísima técnica para activar la atención, centrarnos, aquietarnos y liberarnos de tensiones e impurezas mentales, estando en el momento presente sin abrigar ideas de pasado ni de futuro. Es un medio idóneo para equilibrarse y cultivar la ecuanimidad.

No es de extrañar que en numerosos sistemas de autorrealización de Oriente se haya utilizado la meditación de atención a la respiración. Del mismo modo, en algunos sistemas de Occidente se ha empleado como técnica idónea de introspección, como hacían los monjes hesicastas.

La atención a la respiración va abriendo un canal hacia la mente quieta y vacua, libre de modificaciones o torbellinos mentales. Esta aseveración no es ni mucho menos gratuita, sino, bien al contrario, el resultado de cientos de miles de experiencias vividas por meditadores, pues cada uno puede comprobar como la atención a la respiración permite ir accediendo a una mente sin contenidos, despejada y vacía, sumamente silenciosa y por ello muy reconfortante e incluso reveladora.

Tanto los ejercicios de meditación de atención a la respiración como los de *pranayama* conducen a lo que se ha venido denominando *pratyhara* o *samapati*, es decir, una total inhibición de los pensamientos que en sí misma es transformativa, pero que además produce una sensación inefable de calma y contento interior. Mente, respiración y cuerpo forman una conexión triangular, y por la mente se puede llegar a la respiración y al cuerpo, y viceversa.

Una manera extraordinaria de aprender a valorar y captar el momento presente es el entrenamiento de atención a la respiración. Cada respiración cuenta y cada momento cuenta. Estando atentos a la respiración conseguimos una estrechísima conexión con la realidad inmediata, y esa apertura al presente, lograda con la ejercitación oportuna, luego se mantiene más en la vida diaria.

Todo practicante serio y constante sabe por su propia experiencia hasta qué punto la aplicación de la atención a la respiración desencadena efectos positivos sobre la mente, las emociones y el cuerpo. Ya el hecho de ralentizar un poco la respiración y tomar conciencia de ella pacifica las emociones. Incluso la sabiduría popular conoce que cuando uno se tensa, se pone nervioso, se angustia o preocupa, nada mejor que respirar un poco más lenta y profundamente.

Según el tipo de respiración que se practica, esta ejerce una influencia u otra sobre el cuerpo, dada la estrechísima interrelación de cuerpo y mente. La respiración es el vínculo o bisagra entre ambos. A través de la atención a la respiración se puede vivenciar de modo directo la estrecha interrelación de cuerpo y mente, mente y cuerpo, algo que descubrieron los yoguis hace más de cinco mil años. Además, la atención a la respiración es un método sumamente eficaz de ir controlando la emoción.

La atención a la respiración, con la práctica necesaria, se convierte en una especie de ojo de buey hacia la mente calma, desde la cual se pueden ver los procesos propios y ajenos con mucha más ecuanimidad y sabiduría.

Desde muy antaño, determinadas personas no se resignaron fatalmente a la estrechez de su conciencia ni a sus muchas limitaciones, como tampoco a la idea de que el intelecto es capaz por sí mismo de descubrir una realidad dada a esconderse tras las apariencias. Y de que no puede haber otro tipo de percepción que pueda aprehender lo que a la función intelectiva le está vedado. Estas personas comenzaron a concebir y ensayar métodos para ir más allá de la conciencia crepuscular y poder obtener al menos vislumbres o «golpes de luz» de aquello que se oculta tras las apariencias o la sola información de los órganos sensoriales. En este intento surgieron distintos métodos de exploración de la conciencia, entre ellos, como uno de los más fiables, la meditación, y muy en especial tanto las técnicas de atención a la respiración como las de control respiratorio (*pranayama*).

Cuando los primeros yoguis, y por tanto primeros exploradores de la conciencia, descubrieron la eficacia de la respiración tanto para calmarse como para conocerse, sentirse e indagar en los planos consciente e inconsciente, adoptaron de buen grado la respiración como soporte para practicar técnicas de autorrealización y unificación de la conciencia, que iban desde la concentración mental a la observación de uno mismo, desde la máxima introspección a la contemplación de los propios procesos, desde la incursión en el subsuelo de la mente a la supraconciencia. En ese intento tan especial, y a veces tan desesperado, por ir más allá de los límites para hallar respuestas y encontrar un propósito en la vida, muchos buscadores comenzaron a indagar, tantear y experimentar técnicas que se fueron incluyendo en el río que se dirige hacia la Sabiduría.

Entre las numerosas técnicas halladas, verificadas y adoptadas, estaban las que se servían de la respiración para obtener estados de abstracción mental, explorar la conciencia, frenar e inhibir el pensamiento o esclarecer la mente para poder observar y discernir mejor.

Solo a través de la propia experimentación se hizo el descubrimiento de la unión tan estrecha que hay entre el órgano psicomental y la respiración.

Es incontestable que los primeros yoguis descubrieron la respiración como aliada para la autoindagación, si bien también lo hicieron, de otro modo, los chamanes, como método para provocar estados de trance, así como magos de diversas tendencias y, por supuesto, con fines mucho más elevados, los místicos.

Buda, como hemos indicado y es bueno repetir, se sirvió mucho de la meditación de atención a la respiración, y aprendió estos ejercicios de dos maestros yoguis muy célebres y reputados en su época, llamados Alara Kalama y Uddaka Ramaputra.

La experiencia de Buda en este tipo de adiestramientos era inmensa y así pudo enfatizar:

Yo os digo, monjes, que esta concentración que se obtiene por la atención a la respiración, cultivada y practicada con asiduidad, es sosiego y es sublimidad, es un vivir feliz y sin tacha, que ataja y ahuyenta al instante los pensamientos malos y perjudiciales apenas surgen.

Después de años de práctica, sabía muy bien que podía utilizar la atención a la respiración para lograr estados extáticos de la conciencia o para apoyarse en ella y desarrollar la meditación *vipassana* o de visión penetrativa y cabal, que permite ver los procesos psicofísicos, en su surgir y desvanecerse, tal y como son, sin juicios ni prejuicios. En la mayoría de las corrientes de meditación *vipassana*, la mente primero se calma a través de algún ejercicio de atención a la respiración, se acentúa su concentración, y luego, con una percepción más penetrativa y pura, el meditador comienza a observar los procesos de su cuerpo y de su mente apoyándose en una firme ecuanimidad.

En cualquier caso, los buscadores de las distintas tradiciones se percataron de la idoneidad de los ejercicios de atención a la respiración, tanto si la respiración se respetaba tal como era como si se efectuaban ejercicios de control respiratorio o *pranayama*, a los que más adelante nos referiremos, pues combinan la atención a la respiración con el control respiratorio como medio de dominio psicosomático.

La atención a la respiración permite también ir frenando el pensamiento y trascender en cierto modo el ego, ese gran falsario, que es uno de los lastres mayores en la senda de la autorrealización. Es Patanjali quien declara: «Yoga es la supresión de los pensamientos en la mente». De ese modo, el practicante, habiendo quebrado la identificación con los torbellinos mentales, se puede establecer en su auténtica naturaleza. Los ejercicios de meditación basados en la atención y el control de la respiración tienen una antigüedad de varios miles de años, o sea, son muy anteriores a Buda, que los aprendió de sus dos mentores yoguis. Pero Buda los incorporó a sus técnicas de meditación y utilizó la atención a la respiración tanto para obtener estados de sublime calma como para esclarecer y afinar la mente y poder desarrollar una visión mucho más cabal y penetrativa, esa que permite ver las cosas como son, más allá de los velos y las distorsiones de la mente común.

Buda hace referencia a la atención a la respiración en varios textos muy importantes de viejo cuño, pero asimismo tiene un texto entero dedicado a la meditación de atención a la respiración, que es el Anapanasati, también conocido como El Sermón de la Atención a la Respiración. Los budistas *theravada* conceden mucha importancia a la atención a la respiración, pero también innumerables yoguis que he conocido y destacados mentores conocen muy bien la utilización de la meditación sobre la respiración y saben de su alcance. Pero en tanto que en el budismo se pone el énfasis en la vacuidad de todos los fenómenos y en la ausencia de un Atman o Brahman, en el hinduismo se hace referencia a un ser interno o espíritu y a un Gran Espíritu o Absoluto. En cualquier caso, la atención a la respiración ayuda a unos y a otros a constatar la transitoriedad de todos los fenómenos y, por supuesto, a obtener resultados psicosomáticos y espirituales muy notables.

El Sermón de la Atención a la Respiración goza de especial significación entre los budistas, toda vez que el mismo Buda estuvo practicando este tipo de meditación en una etapa, a lo largo de la noche que culminó con su Despertar. Se hace referencia a que, con la práctica, la respiración se hace más y más sutil, y que mediante esta técnica se van superando los denominados impedimentos, de los cuales los principales son, de acuerdo con el budismo:

Apego sensorial

Es el aferrarse a las sensaciones, sean físicas o mentales o incluso emocionales y espirituales. Cuando algo nos gusta, en lugar de disfrutarlo desde la ecuanimidad, nos apegamos a la sensación grata y queremos perpetuarla y poseerla. El apego es una atadura y crea servidumbre, miedo y, a la larga, inevitable aflicción. Por la sensación grata penetra la adicción a la misma, si uno no está atento y ecuánime. La sensación puede ser grata o ingrata. Se produce a través del contacto físico o mental y roba la paz interior. Su opuesto (que es otra forma de apego, invertido, pues es querer que no sea lo que es) es la aversión, que da lugar al aborrecimiento y al odio y agrega sufrimiento al sufrimiento. ¡Cuánto sufrimos por no querer sufrir! ¡Y cuánto dejamos de deleitarnos por generar afán de posesión y anhelo de retener!

Los antídotos del apego son el desprendimiento, la generosidad, el discernimiento claro y la visión profunda. Si todo es inestable y fugaz, ¿a qué apegarse tanto y qué aborrecer tanto?

Malevolencia

La malevolencia es una gran traba y se manifiesta en forma de pensamiento, palabra y obra. Es un gran enemigo para uno mismo y para los demás, roba energía y paz interior, destruye las relaciones con otras criaturas y ofusca, a la vez que también surge de la ofuscación, igual que el apego y el odio. Se combate mediante el entendimiento correcto y la compasión.

Pereza y apatía

La pereza y la apatía dificultan la práctica espiritual, pero también muchas acciones en la vida de cada día. Tienen parientes cercanos como la indolencia, la holgazanería y la desidia. Hay que combatirlas mediante la acción consciente, el esfuerzo bien dirigido, la voluntad que no deja de entrenarse y la motivación.

Desasosiego y ansiedad

Son obstáculos tanto para la meditación como para tomar decisiones en la vida diaria. Impiden la claridad mental, el disfrute y la acción adecuada. Representan una sensación difusa de agitación. A través de la meditación, y, en especial, de los ejercicios de atención a la respiración, se van combatiendo estos estados desagradables y se consiguen sus opuestos: calma, equilibrio, bienestar.

Duda

La duda es positiva y necesaria, y activa el discernimiento, la indagación y la necesidad laudable de experimentar por uno mismo. Pero hay un tipo de duda muy nocivo, y es la duda sistemática y escéptica, que priva a la persona incluso de ofrecerse a sí misma el beneficio de la duda para verificar por sí misma una técnica, y si le sirve, utilizarla, y si no, descartarla. Dudar por dudar cierra muchas puertas y hace inflexible la mente. La duda razonable y lúcida es necesaria y coopera en el proceso interior, pero la duda escéptica, dudar por dudar con mente rígida, es un obstáculo incluso grave.

Otros obstáculos indiscutibles son: la impaciencia, la ausencia de visión clara, las falsas expectativas, la desmotivación, la falta de perseverancia, el desaliento, la desconfianza en los propios potenciales internos y demás.

Para el sabio indio Patanjali, codificador del yoga, también hay unos obstáculos que ir salvando en la larga marcha hacia la realización de uno mismo. Incluso la falta de fuerza física o la enfermedad son obstáculos, pero todos ellos se pueden ir salvando en la medida en que el practicante mantiene la actitud adecuada y se adiestra con perseverancia.

En la medida en que se ejercita la técnica, también el cuerpo se asienta mejor en la postura, está más erguido y se torna más pacífico y liviano. Se puede, de acuerdo con el Sermón, utilizar la concienciación del aire dentro y el aire fuera, o también la atención al punto de contacto que produce la respiración, o sea, la sensación táctil que provoca en la nariz. Los maestros a veces tienen distintas opiniones o criterios sobre qué sistema de estos u otros es mejor, pero en realidad todos sirven para tranquilizar la mente e ir conduciendo la concentración a estados de mayor intensidad y unificación. El budista puede poner especial atención para captar el surgir y desvanecerse de los fenómenos mediante la aprehensión de la respiración, yendo así más allá del nombre y la forma, el ego y, por tanto, el apego y sufrimiento que él mismo genera. En cambio, los yoguis, que consideran una inafectada y permanente conciencia-testigo, aprecian que más allá de ese surgir y desvanecerse está la realidad del Atman, pero toda controversia es irrelevante e inútil, puesto que lo que cuenta y transforma el hecho cierto es que la práctica asidua de la atención a la respiración no solo produce estados de tranquilidad profunda, sino que va transformando las actitudes y parámetros de la mente. Y no solo esto, sino que, como ya hemos apuntado y viene bien repetir, desde esa serenidad profunda que se genera, es más fácil y fiable captar otros procesos psicosomáticos y desarrollar la sabiduría que modifica la mente y engendra un tipo especial de percepción y cognición. Poco a poco, este tipo de meditación adquiere poder para desarrollar todos los factores de iluminación o despertar interior.

En otros textos muy destacados en la tradición del budismo *theravada*, también se enfatiza la importancia de la atención a la respiración, aún más que en El Sutra de la Atención, y se considera que con este tipo de técnicas se puede alcanzar el Despertar o Iluminación. Por eso a esta meditación se la ha llegado a denominar «la morada del despierto». Y, en cualquier caso, y quiero insistir en ello, como punto de partida para meditaciones de observación más profundas, la atención a la respiración es única, y desde el sosiego, la claridad y la ecuanimidad que reporta a la mente, esta está mucho más capacitada para generar percepciones penetrantes y transformativas, que por un lado van debilitando y desenraizando los impedimentos u obstáculos mentales y, por otro, estimulan y despliegan los factores de iluminación o autodesarrollo.

Todas estas técnicas, sin sistematizar ni reorganizar, ni convertir diestramente en las dos ramas de la meditación budista, eran ya muy utilizadas por los yoguis antes de que viniera Buda a este mundo. Es de justicia volver a comentarlo y dejarlo claro. Las técnicas meditacionales ensayadas y mostradas por Buda, un extraordinario *mahayogui*, eran todas conocidas y practicadas antes que él, pero el Despierto, con su capacidad fuera de límite, fue quien las propuso como un sistema revolucionario destinado a percibir hiperconscientemente lo que él denominaba las tres características básicas de todo fenómeno: la impersonalidad o ausencia de una entidad fija, el sufrimiento y la impermanencia.

Han sido el yoga y el budismo *theravada* o de viejo cuño los sistemas soteriológicos que más han indagado en las técnicas que se sirven de la atención a la respiración.

4

Ejercicios de atención a la respiración

Preliminares

Cuando se efectúan los ejercicios de meditación de atención a la respiración como sistema de entrenamiento metódico, se deben observar unos requisitos que cooperan en dicho adiestramiento y que imponen una disciplina también muy útil para desarrollar el esfuerzo consciente y la ecuanimidad, además de la atención, así como el sosiego y la satisfacción interior.

Lo primero de todo es seleccionar una estancia, en la medida de lo posible, tranquila y donde podemos utilizar una luz tenue. Ya sabemos que no es fácil encontrar un lugar totalmente silencioso, por lo que uno debe hacerse resistente y ecuánime ante los ruidos que se produzcan y no crisparse por los mismos. Son también un buen modo de propiciar paciencia y ecuanimidad.

Hay un antiguo adagio que reza: «Sin postura, impostura», en el doble sentido de la palabra. La persona puede sentarse en el suelo, sobre una alfombra, unos cojines o una manta doblada varias veces, o puede hacerlo sobre un taburete o una silla de respaldo alto. Si efectuamos la meditación sentados en el suelo, podemos utilizar la postura del sastre o cruce de piernas, evitando así dañar las rodillas, que son muy frágiles —muchas personas, por forzarlas tratando de hacer el medio loto o el loto, las lesionan de gravedad—. Lo esencial, realicemos la meditación sentados en el suelo o en una silla o taburete, es mantener la cabeza y el tronco erguidos, porque de ese modo circula mejor la sangre, fluye mejor la energía y se previene el mayor obstáculo de la meditación: el sueño.

Se selecciona el ejercicio que va a llevarse a cabo y se realiza este durante el tiempo que uno se fije, evitando acortarlo, salvo fuerza mayor.

La respiración debe ser fluida y natural, o sea, espontánea y no dirigida. No se trata de ejercicios de control respiratorio del yoga o *pranayama*. Se permite que la respiración siga su propio ritmo. De ser posible, es preferible una respiración nasal.

No es necesario experimentar con todos los ejercicios que hay del grupo de atención a la respiración, pero el practicante puede experimentar tanteando y seleccionar aquellos que note que más le ayudan mental y emocionalmente. Depende, siempre, de la naturaleza de la propia mente. Hay personas muy dispersas a las que les vendrá muy bien servirse del ejercicio de respiración contando, en tanto que otras no lo necesitarán. En todo caso, los ejercicios de atención a la respiración permiten una exploración muy profunda de esta, así como de sus consecuencias en el cuerpo y en la mente. La investigación se puede llevar a niveles de una sorprendente profundidad. No es de extrañar que en la India, muy antaño, hubiera una escuela de yoguis llamados los *pranavadins*, que trabajaban muy a fondo con la respiración, para favorecer así su evolución consciente y desarrollar la conciencia-testigo y el ensimismamiento.

La respiración contando

Respirando con toda naturalidad, se fija la atención mental en la respiración. Hay varias formas de acometer el ejercicio:

a) Contando las inhalaciones y las exhalaciones, de uno a diez sucesivamente, para volver a comenzar por uno.
b) Contando solo las exhalaciones, de uno a diez sucesivamente; es mejor contar en el momento en que se acaba la exhalación.

En esta forma de contar se procede de la siguiente manera: al inhalar se dice mentalmente 1, y al exhalar, mentalmente 1; luego 2 y 2, 3 y 3, 4 y 4 y 5 y 5. Al llegar a 5 se repite la cuenta desde 1. Por tanto, mentalmente, se aplica el mismo número, de 1 a 5, a la inhalación y la exhalación.

Contar las respiraciones resulta de utilidad para las personas que tienen una mente muy distraída o para algunas que comienzan a meditar.

Seguir el curso de la respiración

Aquí y ahora, libres de ideas y pensamientos, muy atentos, conectamos con la respiración y observamos el curso del aire, o sea, permanecemos muy atentos a la inhalación y a la exhalación. Cada vez que la mente se distrae, se toma con firmeza y paciencia y se lleva al ejercicio.

LA ATENCIÓN AL MOMENTO DE CONFLUENCIA

Concentrado el practicante en la respiración y respirando siempre con toda naturalidad, en este ejercicio se va siguiendo, como en el anterior, el curso del aire, pero se intensifica más la atención para, en lo posible, captar el momento justo en el que la inhalación se funde con la exhalación y la exhalación con la inhalación.

LA ATENCIÓN AL DENTRO Y FUERA

Libres de ideas y pensamientos, en lo posible, conectamos con la respiración y tratamos de percatarnos de cuándo el aire está dentro y cuándo fuera. Solamente es sentir el aire dentro y el aire fuera. Las personas con una mente muy dispersa pueden incluso decirse mentalmente unas cuantas veces «dentro» cuando el aire entra y «fuera» cuando el aire sale. Lo esencial es tomar conciencia de cuándo el aire está dentro (inhalación) y cuándo está fuera (exhalación).

LA ATENCIÓN DE CONCIENCIA DE INHALACIÓN Y EXHALACIÓN

Conectada la atención con la respiración, el meditador sabe cuándo es inhalación y cuándo es exhalación. Trata de mantener la conciencia de cada uno de estos procesos de la respiración, evitando en lo posible cualquier otra idea.

La atención a la respiración
para calmar cuerpo y mente

Respirando un poquito más lentamente, se conecta la mente con la respiración y se aprovecha el movimiento o vaivén, el «oleaje» de la respiración, para calmar los procesos del cuerpo y de la mente. Es muy importante identificarse con la respiración y mantener la intención o propósito de ir liberándose de la agitación y sosegando más y más los procesos psicosomáticos. Es un ejercicio de gran alcance y efectividad.

Al inhalar, «calma»; al exhalar, «calma»

Este también es un ejercicio de atención a la respiración idóneo para alcanzar sosiego y liberarnos de cualquier tipo de agitación. Con cada inspiración, mentalmente decimos «calma»; y mentalmente decimos «calma» cada vez que exhalamos. Procedemos de esta manera con la intención de irnos calmando y recogiendo la mente. Después prescindimos de la frase mental y nos basta con la intención de tranquilizarnos.

La atención a la sensación táctil

En este ejercicio en concreto, la atención mental permanece todo el rato fija en la entrada de los orificios nasales, en las

81

aletas de la nariz. Libres de ideas y pensamientos, respirando con toda naturalidad y con la atención muy viva, nos percatamos de la sensación táctil del aire para utilizarla como soporte de atención, toda vez que el aire, al entrar y al salir, al ser movimiento, genera un roce. Este roce, si se siente, se toma como objeto de concentración. Puede experimentarse tanto en la nariz o en las aletas como en la parte alta del labio superior. Pero si una persona todavía no siente la sensación, no importa: permanece asimismo con la atención fija en las aletas de la nariz y vigila la entrada y salida del aire.

La atención al comienzo, medio y fin de cada inhalación y exhalación

Libre de ideas, bien centrado en la respiración, el practicante afina tanto como pueda su atención para tratar de captar el comienzo, el medio y el fin de cada inhalación y de cada exhalación. No importa que a veces se le pase alguna de las tres fases; lo esencial es intentar captarlas evitando cualquier otra idea y afinando más y más la atención plena.

La atención a todos los pormenores

Se requiere mucha atención. Se retira la mente de todo y se estabiliza en la respiración. Se trata de captar la mayor cantidad posible de detalles sobre la respiración, como:

1. Si es larga o corta.
2. Intensa o leve.

3. Cuándo es inhalación y cuándo exhalación.
4. Si se ralentiza o acelera.
5. Si se entrecorta o suspende.

LA ATENCIÓN A LA RESPIRACIÓN PARA PROMOVER UN ESTADO DE GOZO

Conectada la mente con la respiración, mentalizamos que al inhalar el aire, nos saturamos de contento interior, y que al exhalarlo, este contento echa raíces en nuestro interior. El ejercicio, obviamente, es mucho más fácil y productivo cuando ya se ha conseguido, mediante la práctica continuada, un estado de tranquilización a través de la respiración. De hecho, en la medida en que el practicante va perseverando con rigor en su práctica, va consiguiendo paulatinamente estados de serenidad profunda, contento, ecuanimidad y equilibrio. Finalmente, el contento se va traduciendo en un gozo profundo pero ecuánime. Al quedar el pensamiento inhibido, también le sucede lo mismo al ego, y es entonces cuando eclosiona una energía de dicha muy especial y no reductible a los conceptos. Esa sensación reorganiza la psique y limpia la mente, procurando una nueva manera de sentir y sentirse que luego deja su estela en la vida cotidiana.

LA ATENCIÓN PARA AFIRMAR UNA CUALIDAD POSITIVA Y LIBERARSE DE LA NEGATIVA

Se selecciona una cualidad positiva que uno quiera desarrollar aún más y se procede de la siguiente manera: al inhalar, uno visualiza que se satura de la cualidad positiva seleccionada, y al exhalar, que uno se libera de la opuesta, o sea, de la negativa. Hay que involucrar a la mente y a la emoción. Si, por ejemplo, uno selecciona serenidad, al inhalar se llena de sosiego y al exhalar se libera de cualquier sensación de agitación, y así, poco a poco, se va entrando en un espacio de quietud.

ESTO-AQUÍ-AHORA. CONEXIÓN CON EL PRESENTE

Este es un ejercicio muy especial, en el que el practicante puede apoyarse en la respiración y desde ahí conectar con el momento presente, estando atento a todo, pero a nada en concreto, puesto que aquí está el cuerpo y esta es la circunstancia vital. Este ejercicio se denomina «la alerta serena» o «la atención sosegada». No hay un objeto concreto al que estar atentos, pero de partida se puede utilizar la atención a la respiración y después permanecer en una actitud de máxima atención y ecuanimidad. Cada vez que la mente se desvíe, la podemos llevar unos instantes a la respiración y después conectarla con el aquí y ahora, atentos a todo, pero a nada en concreto. Este ejercicio es magnífico como entrenamiento para ir alcanzando también la atención serena en la vida cotidiana. Como instruía el gran sabio indio Tilopa: «No reflexiones, no analices, ni pienses; deja que tu mente vaya entrando en un estado natural de calma».

ATENCIÓN A LA RESPIRACIÓN DEAMBULANDO

Este es un ejercicio muy importante, consistente en estar atentos a la respiración mientras caminamos, con mucha atención, lentamente, descomponiendo bien los pasos al andar. Incluso se puede aprovechar cada paso que se da para contar (ya sea las inhalaciones y las exhalaciones o solo las exhalaciones) de uno a diez y comenzar de nuevo la cuenta por uno. Pero también se puede hacer el ejercicio sin contar, solo estando atentos a la respiración, evitando cualquier otra idea.

TRES PROGRAMAS DE ATENCIÓN A LA RESPIRACIÓN

1.º Atención a la respiración contando las exhalaciones durante cinco minutos y atención al curso de la respiración durante cinco minutos.
Atención a la respiración captando el dentro y fuera del aire, durante cinco minutos.
Atención a la respiración captando el punto de encuentro de la inhalación y la exhalación, y de la exhalación y la inhalación, durante diez minutos.

2.º Atención al curso de la respiración durante cinco minutos.
Atención al comienzo, medio y final de cada inhalación y de cada exhalación, durante diez minutos.
Atención a todos los pormenores de la respiración, durante diez minutos.

3.º Atención al curso de la inhalación y la exhalación, durante cinco minutos.
Atención a la respiración con el propósito e intención de calmar los procesos del cuerpo y de la mente, durante diez minutos.

Atención a la sensación táctil que provoca el aire, durante diez minutos.

ATENCIÓN A LA RESPIRACIÓN CON VISUALIZACIÓN

Mentalización con color

Se efectúa una respiración un poquito más lenta y larga. Se desconecta la mente de todo y se conecta con la respiración. Visualizamos que el aire que tomamos es de color fluido verde y que nos llena de calma profunda, y que el aire que exhalamos es de color fluido rojo, y que al hacerlo nos liberamos de cualquier síntoma de agitación. Al inhalar, con la visualización de color verde, nos inundamos de paz, y al exhalar, con el color rojo, nos liberamos del desasosiego, y así vamos penetrando en una dimensión de quietud. Hay que implicar a la mente y a la emoción.

Infinito e infinitesimal

Se realiza una respiración un poco más lenta y larga. Se concentra la mente en el flujo respiratorio. Al inhalar, se desarrolla la visualización de apertura y expansión en todas las direcciones, en tanto que al exhalar es como si uno fuera adentrándose y cayendo en lo más íntimo y profundo de sí mismo. Por tanto, la inhalación se asocia al sentimiento de infinitud, y la exhalación, al de máxima introspección.

Luz blanca y energizante

Con una respiración más lenta, se concentra la mente en ella y se visualiza que el aire que se inhala es luz blanca, a la que se da carácter de vitalidad, y que al inhalar, la luz blanca y radiante penetra en uno y lo satura de fuerza vital. Al exhalar, se visualiza que esta luz blanca se irradia por todo el cuerpo, como si la luz entrase por todos los poros, y que lo llena de vitalidad. Tienen que intervenir la mente y la emoción.

Almacenamiento de energía en *hara*

Hara es el nombre que dan los japoneses al vientre, aproximadamente cuatro dedos por debajo del ombligo. El ejercicio consiste en lo siguiente: la mente se estabiliza en el vientre. Al tomar el aire visualizamos que tomamos fuerza vital (*prana*), y al exhalar el aire, que esta fuerza vital se va acumulando en el vientre. Hay que involucrar a la mente y a la emoción.

5

Atención a la respiración como base

De la atención a la respiración se puede pasar a lo que en mis clases denomino las contemplaciones atentas, ecuánimes e inafectadas. Tales son, entre otras posibles:

1. La atención a la postura corporal.
2. La atención a las sensaciones.
3. La atención a las percepciones.
4. La atención a los contenidos mentales y emocionales.
5. La atención a la unidad psicosomática y sus procesos.
6. La atención a la respiración para la meditación del silencio.

Vamos ahora a ir profundizando en cada una de estas contemplaciones, que toman por base la atención a la respiración para, a través de ella, calmar la mente, aguzar la atención, hacer más penetrativa la percepción y esclarecer la captación, para hacerla más ecuánime y liberarla de juicios y prejuicios, permitiéndonos percatarnos de lo que es.

La atención a la postura corporal

Una vez adoptada la postura de meditación, se enfoca la mente sobre la misma y se consciencia la posición. La postura corporal se convierte así en soporte de concentración, evitando en lo posible ideas o conceptos.

La atención a las sensaciones

Una vez la mente purificada, entrenada, esclarecida a través de la respiración, se lleva la atención a las sensaciones corporales para captarlas tal cual son.

La sensación corporal puede ser grata, ingrata o ni una cosa ni otra, o sea, neutra.

La sensación juega un papel muy destacado y determinante en la vida de toda persona, porque se buscan sensaciones gratas y se huye de las ingratas. Cuando la sensación es grata, uno se apega a ella y quiere poseerla. Se crea más y más afición a la misma, y finalmente aferramiento, y entonces la sensación placentera o deleitosa genera apego o avidez. Cuando la sensación es no placentera o ingrata, se genera aversión a la misma y, consiguientemente, aborrecimiento y odio, y así se añade sufrimiento al sufrimiento.

La mente de la persona, por lo general, está muy encadenada por las sensaciones de uno y otro tipo, que se tornan una atadura y roban la paz interior. La mente está en un circuito perpetuado de tendencia a lo atractivo y aversión a lo ingrato. Eso limita la mente en grado sumo, le roba su independencia y causa mucho sufrimiento innecesario.

Si uno se entrena para ello, aprenderá a mirar las sensaciones, y a vivirlas, sin tanto apego ni aferramiento, y por tanto con una mente mucho más libre y equilibrada. El secreto está en observar las sensaciones, durante la meditación, sin reaccionar y manteniendo el máximo de ecuanimidad o equilibrio mental.

El practicante puede comenzar por atender unos minutos a la respiración (eligiendo uno o dos ejercicios para ello) y después pasar a observar inafectadamente las sensaciones. Para la observación de las sensaciones hay dos métodos básicos:

1. Se trata de retirar la atención de todo y concentrarla en el cuerpo. Se comienza por estar atento a la postura o esquema corporal, con la atención mental pura, evitando pensamientos y otras ideas, y sintiendo. Después se incorpora la atención a las sensaciones de todo tipo, leves o intensas, gratas o ingratas. No se juzga, no se analiza, no se reflexiona ni se interpreta, solo se siente con el máximo de atención y ecuanimidad.

   Desde luego, y a poco que esté atento, el practicante percibirá al menos las sensaciones burdas: presiones, tensiones, contactos, molestias, dolores. Con la práctica también comienzan a experimentarse sensaciones más sutiles.

   Cada vez que el practicante ve que la mente se ha ido del cuerpo, hay que devolverla a este y a las sensaciones, una y otra vez, con firmeza y paciencia.

2. Partiendo de la cima de la cabeza, con lentitud y precisión se van recorriendo las diferentes partes del cuerpo

hasta el dedo grueso del pie. Y del dedo grueso del pie a la cima de la cabeza. El foco de la atención se va deslizando lentamente, desde la cima de la cabeza, por las distintas partes de la cara, la parte posterior de la cabeza, luego un hombro y el brazo, hasta los dedos de las manos, y lo mismo con el otro brazo; después, el pecho, y a continuación la espalda, luego el vientre y las nalgas y por último una pierna y a continuación la otra, hasta el dedo grueso del pie.

En el supuesto de que una zona no se sienta, se detiene uno un ratito en ella y luego, se sienta o no, se sigue adelante, con el máximo de atención y percepción.

El ejercicio de captación de sensaciones también se puede aplicar permaneciendo erguido de pie y en absoluta inmovilidad, sintiendo las sensaciones, que cada vez se van haciendo más intensas y evidentes.

Si durante alguno de los ejercicios de atención a las sensaciones, la mente se distrae demasiado o se pierde la ecuanimidad, siempre se puede volver unos minutos al ejercicio de atención a la respiración, para luego regresar a la observación de las sensaciones.

LA ATENCIÓN A LAS PERCEPCIONES

Este ejercicio puede llevarse a cabo en meditación sentada o en un parque o en cualquier entorno, ya sea sentados o incluso caminando. Primero se atiende durante unos minutos a la respiración, y a través de ella uno va activando la conciencia y estando más plenamente atento y a la par sosegado. Después se pasa la atención a la captación de percepciones, sin juzgar ni interpretar, solo percibiendo lo que llega a los sentidos como tal, sean percepciones auditivas, táctiles, olfativas, visuales o gustativas. No se aprueba ni se desaprueba, no se muestra gusto o disgusto, sino que única y plenamente se percibe, desde una atención muy viva y desde la ecuanimidad.

LA ATENCIÓN A LOS CONTENIDOS MENTALES Y EMOCIONALES

Se adopta la postura de meditación. Después se afina la atención mediante la concentración en la respiración durante unos minutos, para a continuación soltar la mente y dejarla flotante, permitiendo que traiga lo que sea por sí misma a su escenario. No se provocan ideas ni se suspenden. El practicante se convierte en un observador muy atento e inafectado por todo lo que vaya desfilando por la mente: pensamientos, recuerdos, proyectos, fantasías, ensoñaciones, emociones, sentimientos, estados de ánimo o lo que fuere. No se aprueba ni se desaprueba. Da igual si lo que discurre por la mente es grato o ingrato, concluso o inconcluso, bonito o feo. Si en un momento dado la mente se queda en silencio, se observa así, y cuando comienza otra vez a funcionar, se contempla, imperturbablemente, todo lo que vaya pasando por ella.

LA ATENCIÓN A LA UNIDAD PSICOSOMÁTICA

Se dedican unos minutos a la atención a la respiración, para luego abrir la atención a todos los procesos físicos y mentales que se vayan produciendo, extremadamente atentos, pero sosegados y ecuánimes. La vida son procesos, tanto en el cuerpo como en las energías y en el órgano psicomental. Somos, mientras vivimos, como un fuego en proceso continuo. El meditador está atento a todo lo que vaya sucediendo y pueda captar en su cuerpo y en su mente. Si se fatiga, puede volver unos instantes a la atención a la respiración, y a continuación a la captación de los procesos psicosomáticos: sensaciones, percepciones, contenidos mentales y emocionales, evitando reaccionar.

LA ATENCIÓN A LA RESPIRACIÓN PARA LA MEDITACIÓN DEL SILENCIO

Una de las técnicas yóguicas más valiosas para hacer introspección, ir más allá del charloteo mental, desplazarse a la fuente de la mente y encontrar un reconfortante silencio interior es la que se conoce como la meditación en el ser o la meditación del silencio, que puede facilitarse tomando como preliminar unos minutos de atención a la respiración.

Adoptada la postura de meditación, se efectúa una respiración un poquito más lenta y regular. Se enfoca la mente en la respiración, y a través de la atención a esta, uno va calmándose e interiorizándose. Después se siguen los siguientes pasos, ya sin prestarle atención a la respiración:

a) Se retira la mente de todo lo cotidiano, dejando fuera las ocupaciones, preocupaciones y afanes diarios.
b) Se ignoran los pensamientos, que son como nubes que vienen y van, pero no arrastran.

c) Se pone todo el interés, energía y atención hacia adentro, para ir interiorizándose más y más, haciendo un
   espacio de silencio interior y desarrollando la sensación de ser o presencia de sí mismo.

Cada vez que la mente se exterioriza, se toma y se lleva
otra vez hacia adentro, para zambullirse uno en sí mismo
tanto como sea posible y favorecer el ensimismamiento y el
silencio mental.

6

Atención a la respiración, relajación profunda y tranquilización

Una extraordinaria técnica para profundizar en uno mismo, interiorizarse y obtener umbrales muy altos de sosiego es la relajación, que los yoguis también han utilizado siempre como un medio de reintegrar las energías, perfeccionar la unidad psicosomática y eliminar todas las tensiones innecesarias que roban tanta energía inútilmente. Para ello es todavía más eficiente asociar la relajación a la respiración y utilizar esta, en relajación profunda, como un soporte con el que lograr la unidireccionalidad de la mente y la inhibición de los pensamientos, con lo que se obtiene un renovador e inspirador grado de abstracción.

Vamos a explicar la técnica de la relajación con carácter muy práctico y luego vamos a asociarla con algunos procedimientos muy útiles de atención a la respiración, por lo que se puede lograr un trabajo psicosomático de gran envergadura y un descanso ideal. De hecho, los animales, sobre todo los felinos, pueden conseguir estados muy profundos de relajación y alerta. El ser humano, sin embargo, tiene que aprender a relajarse, porque muchas de sus emociones insanas y sus pensamientos nocivos tienden a bloquear el cuerpo y llenarlo de contracturas o innecesarias, pero muchas veces inevitables, crispaciones, que a su vez generan mayor ansiedad, por lo que se puede entrar en un surco repetitivo del que se puede emerger tras la sesión de relajación.

Una sesión de relajación puede durar de diez a quince o veinte minutos, incluso más. Es mejor realizarla sobre una superficie ni demasiado dura ni demasiado blanda, y colocar una manta doblada en cuatro o una alfombra o similar. La mejor posición es la adoptada sobre la espalda, con la cabeza bien situada, los brazos a ambos lados del cuerpo y las piernas un poco separadas. Se pueden utilizar cojines, si se necesitan. En principio, la respiración debe ser pausada y a ser posible por la nariz.

El secreto de la relajación consiste en ir sintiendo las distintas partes del cuerpo y soltando; sentir y soltar. Con la práctica el proceso se hace mucho más fácil.

Hasta que se perfeccione el aprendizaje, lo mejor es comenzar por la denominada «relajación progresiva por zonas». Después de una práctica adecuada se puede prescindir de ella para hacerla en conjunto. Como su nombre indica, se va relajando el cuerpo zona a zona, comenzando desde los pies y ascendiendo hasta la cabeza, sin prisa, con precisión, y siempre tratando de sentir y con la intención de soltar. Ya desde el principio, si la respiración que uno se impone, sin dificultad, es la diafragmática, mejor, ya que resulta mucho más tranquilizante.

Brindo un texto que se puede utilizar para que una persona relaje a otra, y así la ayude, o bien como referencia para relajarse a uno mismo.

Dirija la atención mental a los pies y a las piernas. Sienta todos los músculos de los pies y de las piernas flojos, muy flojos, completamente flojos, relajados; sueltos, muy sueltos, completamente sueltos, abandonados. Ahora tome conciencia del estómago y el pecho. Que todos los músculos del estómago y del pecho se sumen en un estado de laxitud y abandono, laxitud y abandono. Asimismo, se van relajando los músculos de la espalda, los brazos y los hombros. Todos los músculos de estas zonas se aflojan más y más, profundamente, más y más, profundamente. Los músculos del cuerpo, blandos, suaves, sin tensión; blandos, suaves, sin tensión, sin rigidez. La mandíbula, ligeramente caída, floja y suelta, abandonada; los labios, flácidos; las mejillas, blandas; los párpados, profundamente relajados, al igual que la frente y el entrecejo.

Y todos los músculos del cuerpo se van aflojando más y más, profundamente, más y más profundamente, y cada vez la relajación irá siendo más profunda y reparadora, más profunda y reparadora. Todos los músculos, flojos, sueltos, relajados, más y más relajados; en un estado de profunda relajación, tranquilidad y descanso; profunda relajación, tranquilidad y descanso. Y cada día la relajación irá siendo más profunda y más reparadora, más profunda y más reparadora. Profunda relajación, bienestar, tranquilidad y descanso.

Una vez se ha efectuado la relajación profunda, hay tres técnicas de atención a la respiración idóneas para seguir relajando el cuerpo, sedando el sistema nervioso, aquietando la mente y pacificando las emociones. Tales son: la respiración diafragmática; la respiración para seguir soltándose y la respiración para vaciar la mente.

a) La respiración diafragmática para profundizar la relajación: una vez se ha relajado a fondo el cuerpo, hay que tratar de sujetar la mente, pues si no, los pensa-

103

mientos alborotados vuelven a tensar la musculatura. Una óptima manera de mantener la mente fija y estimular aún más la relajación profunda es servirse de la respiración diafragmática. Se fija la mente en el estómago y se trata de respirar, pausadamente, con esa zona, y, muy atentos, tomar conciencia de cómo el estómago asciende y cómo desciende.

b) La respiración para seguir soltándose: completamente relajado el cuerpo, se sujeta la mente fijándola en una respiración tranquila y aprovechando la misma para propiciar la intención y la sensación de aflojarse más y más, tan profundamente como sea posible, dejándose llevar por la respiración, como si fuera una apacible ola que respira en nosotros y por nosotros, esa grata sensación de que «algo» respira en mí.

c) La respiración para vaciar la mente: una vez se ha obtenido la relajación profunda del cuerpo, un buen método para mantener la mente sujeta y pacífica consiste en concentrarse en la respiración y, tras cada exhalación, suspender el aliento durante tres, cuatro o cinco segundos, pero sin contar, y aprovechando esa pausa para relajarse más y más profundamente.

7

PRANAYAMA

Prana es un término sánscrito que se utiliza para designar la respiración, pero aún más: la esencia nutritiva de vida, la energía de fuerza vital. Por su parte, *yama* quiere decir «pausa» y, por extensión, control o dominio. El *pranayama* es el control de la respiración, y muchos de los ejercicios de *pranayama* imponen la retención (pausa) del aliento.

Los ejercicios de *pranayama* o control respiratorio exigen mucha atención y, por consiguiente, sirven para mejorar tanto el cuerpo como la mente, tanto para dotar de vitalidad como para cultivar la atención y unificar la conciencia. Son idóneos para frenar el pensamiento y poder acceder a una mente más quieta y profunda.

Aunque sea sucintamente, es conveniente, en primer lugar, referirse al prana o fuerza vital y, en segundo, a la estrecha relación que hay entre la mente y la respiración.

PRANA

La concepción hindú, e india en general, del *prana*, y sobre todo la del yoga, es muy especial y única, aunque en otros países de Asia, como Japón y China, se habla del «chi» y del «ki», y en Grecia del «pneuma» o «aire», la energía. *Prana* no es tan solo energía física, sino mucho más. Por eso el término «energía» es muy pobre para designarla e incluso confuso, pues se toma más como algo físico, cuando en realidad *prana* es no solo el hálito de vida, sino la fuerza vital que hace posibles todas las funciones físicas y psíquicas. Nada es posible sin *prana*. Hasta el parpadeo, el hipo, la tos, todo es debido a la capacidad que tiene *prana* para provocarlo. Aunque hay diferentes fuentes de energía, la más esencial e insoslayable es *prana*, y más considerando que somos seres básicamente respirantes y que la respiración es la esencia nutritiva. El abordaje de *prana* se entiende mejor si consideramos que, de acuerdo con los hindúes, la energía cósmica es *shakti*, el gran aliento que otros pueblos antiguos han valorado inmensamente. Además, el ser humano es un mapa energético, un cuerpo de energía o fuerza vital que se compenetra con el físico.

MENTE Y RESPIRACIÓN

Dada la estrecha interconexión existente entre la mente y la respiración, desde tiempos inmemoriales los yoguis comenzaron a utilizarla como medio de gran eficacia para reeducar la mente, afinar la concentración, pacificar las emociones, interiorizarse y frenar los pensamientos díscolos. Al descubrir que a todo estado de ánimo corresponde uno respiratorio, comenzaron a ensayar técnicas respiratorias que favorecerían al cuerpo, pero influirían también en la mente y en la psique. Por eso surgió esa aseveración de que la mente es el jinete y la respiración el caballo.

Los denominados ejercicios de *pranayama* son de un alcance muy notable, no ya solo por el bienestar somático que reportan, sino por sus implicaciones, además de fisiológicas y neurológicas, mentales y emocionales. El sabio Bhoja afirmaba:

> Porque todas las funciones de los órganos están precedidas por la respiración —y porque existe siempre una conexión entre la respiración y la conciencia en sus funciones respectivas— la respiración, cuando están suspendidas todas las funciones de los órganos, lleva a cabo la concentración de la conciencia en un solo objeto.

Hay numerosos ejercicios y técnicas que se pueden usar para hacer consciente, regular, perfeccionar y armonizar el proceso respiratorio. El ritmo que se impone a cada ejercicio respiratorio es favorable para el cuerpo y la mente. La suspensión de la respiración coopera en la inhibición del pensamiento y, por tanto, en el aquietamiento mental. La respiración bien regulada tiene una indiscutible acción ansiolítica, y además va estabilizando la mente y serenando el sistema emocional. La exhalación, más lenta que la inhalación, tiene un efecto sedativo sobre el sistema nervioso y coopera en un efectivo control emocional.

En la antigüedad floreció en la India una escuela de grandes practicantes de respiración yóguica llamados los *pranavadins*, pero, lamentablemente, parece ser que no quedan vestigios de ella. Conferían una importancia enorme a la respiración como técnica liberatoria y de valioso aporte a la autorrealización, toda vez que no solo dominaban la respiración como función fisiológica, sino como un modo directo de manipular el *prana* y acumularlo.

Ejercicios preliminares

Abdominal

Tendidos, sentados o de pie, conducimos el aire, lentamente y por la nariz, hacia el estómago, para luego expulsarlo también por la nariz. La inhalación y la exhalación nos llevarán el mismo tiempo. Si se efectúa correctamente, al inhalar, el estómago y el vientre se dilatan, en tanto que regresan a la posición inicial al exhalar.

Intercostal

Tendidos, sentados o de pie, inhalamos lentamente por la nariz y llevamos el aire a la zona media del tórax, hacia los costados. Inhalación y exhalación por la nariz, y si se hace bien, al tomar el aire el tórax se dilata en su zona media y vuelve a la posición inicial al exhalar.

Clavicular

Tendidos, sentados o de pie, inhalamos lentamente por la nariz para llevar el aire a la zona más alta del tórax, hacia las clavículas, y exhalamos —la espiración nos debe llevar el mismo tiempo aproximadamente— también por la nariz. Si se realiza este ejercicio correctamente, al tomar el aire se dilata todo el tórax, mientras que el estómago desciende hacia la espina dorsal.

Completa

Esta respiración también se conoce como integral y, como su nombre indica, es sumamente concreta y beneficiosa. La podemos realizar tendidos, sentados o de pie, pero es preferible comenzar a practicarla tumbados sobre la espalda.

Se inhala lentamente por la nariz y se lleva el aire hacia el vientre y el estómago; se continúa inspirando sin interrupción y se conduce hacia la zona media del tórax; se prosigue inhalando sin interrupción y se lleva hacia la zona más alta del tórax, hacia las clavículas. Si se hace correctamente, al principio se dilatan el vientre y el estómago, después la zona media del tórax y por último todo el tórax.

Nota: En estos ejercicios preliminares de control respiratorio, el practicante debe estar muy atento al proceso, trabajando con la atención mental pura y sintonizando estrechamente con dicho proceso.

LOS *PRANAYAMAS* ESENCIALES

Respiraciones rítmicas

Tendidos en el suelo o sentados, efectuamos una inhalación como en la respiración completa, tras la cual retenemos el aire siete segundos a pulmón lleno, exhalamos después y contenemos la respiración siete segundos, a pulmón vacío. La inhalación y la exhalación duran aproximadamente lo mismo. Si el practicante siente que siete segundos de retención le son insuficientes, puede subir a ocho y ocho segundos o nueve y nueve segundos o más. Si, por el contrario, siete segundos de retención le exigen esfuerzo, puede reducir el intervalo a seis y seis segundos o cinco y cinco segundos.

Así, la inhalación y la exhalación duran el mismo tiempo, y por otro lado, la supresión de la respiración a pulmón lleno y a pulmón vacío duran lo mismo. El tiempo que se consume en inhalar y exhalar depende del volumen respiratorio del practicante.

Respiraciones cuadradas o de las cuatro fases iguales

Tendidos o sentados, llevamos el aire directa y lentamente por la nariz hacia el tórax, hasta llenarlo por completo. La acción de llenar (lo mejor es contar) durará tanto como la retención, la exhalación y la supresión de la respiración a pulmón vacío. Si, por ejemplo, una persona ha llenado los pulmones contando hasta cinco, esta será su referencia: aproximadamente inhalará en cinco segundos y durante cinco retendrá a pulmón lleno, en cinco exhalará y durante cinco contendrá la respiración a pulmón vacío.

La victoriosa

El nombre en sánscrito de este ejercicio de respiración es *ujjayi*, que quiere decir «la victoriosa» o «triunfadora». Se refiere al gran poder de este *pranayama*, que es un verdadero masaje cardiaco, amplifica el volumen pulmonar, elimina toxinas y suspende las ideas en la mente, refrenando así el charloteo mental y generando un espacio mental de silencio y recogimiento.

En los primeros intentos, esta técnica respiratoria no resulta fácil, pues hay que conjuntar varios elementos, pero con la práctica asidua se ejecutará con naturalidad y uno se percatará de sus grandes beneficios. Es necesario practicarla con el tronco muy erguido.

Consiste en lo siguiente:

Se inclina la cabeza y se deposita con firmeza el mentón en la hendidura yugular o la raíz del tórax. Se inhala por ambas fosas nasales, de manera lenta, hasta llenar todo el pecho, en tanto se encogen las paredes abdominales hacia la espina dorsal, controlando así la musculatura abdominal y evitando que se dilaten el vientre y el estómago. El tórax se abulta considerablemente.

Se retiene el aire sin forzar y después se expulsa lentamente por la nariz, hasta que, con la práctica, el tiempo de la exhalación pueda duplicar el de la inhalación. La exhalación también puede realizarse por la fosa nasal izquierda, clausurando para ello la fosa nasal derecha con uno de los dedos.

La fijación de la barbilla en el pecho se denomina «llave del mentón» y se utiliza para regular mejor la respiración. Al cerrar parcialmente la glotis, se puede producir un ruido sibilante, como el sollozo de un niño.

Hay que seguir todo el proceso con mucha atención y se pueden realizar quince ciclos o más, evitando forzar.

Es una respiración muy energizante, que masajea el corazón y estimula la acción cerebral; masajea los órganos abdominales y elimina toxinas, pero además ayuda a inhibir el pensamiento incontrolado y a interiorizarse.

La respiración solar

Con el tronco erguido, al igual que la cabeza, se cierra con el dedo la fosa nasal izquierda y se toma aire con lentitud por la fosa nasal derecha, hasta cubrir todo el volumen pulmonar. Cerrando las dos fosas, se retiene el aire tanto como sea posible, para luego exhalarlo por la fosa nasal izquierda en el doble de tiempo en que se inhaló. Se procede así una veintena de veces, muy atentos y con la mente interiorizando y evitando pensamientos.

Este ejercicio purifica los senos frontales, energiza, vigoriza los tejidos pulmonares, sosiega y previene la ansiedad, pero además ayuda a conectar con el lado quieto de la mente.

La respiración alternada

En posición erguida, se cierra la fosa nasal izquierda con el dedo índice de la mano derecha y se inhala lentamente por la fosa nasal derecha hasta llenar por completo los pulmones, con control abdominal. A continuación, se abre la fosa nasal izquierda y se tapa con el dedo pulgar la derecha, para exhalar el aire lentamente por la fosa nasal izquierda y luego volverlo a tomar por la misma y expulsarlo por la contraria. Así, se va alternando la expulsión e inhalación del aire, utilizando los dedos de las manos. Téngase en cuenta, para evitar equivocarse, que siempre se exhala el aire por la fosa opuesta a aquella por la que se tomó, y que se inhala por la misma fosa.

Esta técnica respiratoria tiene un gran poder calmante y

de interiorización; regula las energías; estabiliza el sistema nervioso; facilita la introspección; regula los elementos orgánicos; pacifica el sistema emocional y purifica las vías respiratorias.

CONCLUSIONES

La respiración siempre está en disponibilidad; sirvámonos de ella para aquietarnos.

Cada vez que conectamos con la respiración, nos situamos en el momento presente.

La respiración es un vínculo entre la mente y el cuerpo.

A cada momento, la respiración nos anuncia el milagro de estar vivos.

Aprender a respirar es también aprender a vivir.

La respiración es el caballo y la mente es el jinete.

A cada modo de respirar corresponde un estado de ánimo; a cada estado de ánimo corresponde una manera de respirar.

La atención a la respiración conduce más allá de la respiración.

La atención es como una ganzúa de gran precisión que abre las puertas de los distintos niveles de conciencia. A través de la respiración, hacia «aquello» que hace posible la respiración.

ENSEÑANZAS

La mente es para el ser humano la causa de su esclavitud y de
su liberación; cuando se apega a los objetos que perciben los
sentidos, es causa de esclavitud; cuando no tiene relación con
los objetos, lo es de liberación.

Amrita Bindu Upaniṣad

Alta como una montaña, larga como mil leguas, la ignorancia
acumulada durante la vida solo puede ser destruida a través de
la práctica de la meditación; no hay otro medio posible.

Dyana Bindu Upaniṣad

Una nube es traída por el viento y por el viento se disipa nueva-
mente; por la mente se labra la esclavitud y por la mente también se labra la Liberación.

Shankaracharya

De entre todas las causas, la Sabiduría es la única que proporciona la Libertad perfecta. Así como sin fuego no hay conocimiento
posible, la Libertad perfecta no puede lograrse sin Sabiduría.

Shankaracharya

Aquel que contempla en calma el transcurso del mundo, tal como se desarrolló, o se presenta ante él y permanece sonriente pese a sus vicisitudes, se llama yogui imperturbable.

Yoga Vasishtha

La ecuanimidad es de un agradable sabor y posee el poder sobrenatural de transformar todo en ambrosía.

Yoga Vasishtha

Mediante la conquista de lo ilusorio se alcanza la realización suprema.

Shivasutras

Declaro que la atención es todopoderosa en cualquier momento y circunstancia.

BUDA

Todos los estados surgen de la mente y la mente es la raíz de todos los estados.

BUDA

Si alguno os pregunta qué meditación practicaba frecuentemente Buda durante la estación de las lluvias, debéis decirle: «El Bendito pasaba la época de las lluvias frecuentemente practicando la meditación de la atención a la inspiración y la espiración».

BUDA

Pero algunos hay que no tienen los ojos demasiado empaña-
dos. Estos sí podrán comprender la Realidad.

Samyutta Nikaya

La atención es el camino hacia la Liberación; la inatención es el
sendero hacia la muerte. Los que están atentos no mueren; los
inatentos es como si ya hubieran muerto.

Dhammapada

Atento entre los inatentos, plenamente despierto entre los dormidos, el sabio avanza como un corcel de carreras, se adelanta
sobre un jamelgo decrépito.

Dhammapada

La concentración de la mente que se obtiene a través de la atención a la respiración, si se cultiva y practica con regularidad, es
sosegada y sublime, es un estado puro y feliz de la mente que
hace que se desvanezcan inmediatamente las ideas perniciosas
y no saludables en el momento en que surjan.

Samyutta Nikaya

En una ciudad real fronteriza hay un guardián inteligente, ex-
perto y prudente, que mantiene fuera a los desconocidos y ad-
mite solo a los conocidos, para proteger a los habitantes de la
ciudad y rechazar a los extraños. Semejante a ese guardián es
un noble discípulo que esté atento y dotado de un alto grado de
atención y prudencia.

Anguttara Nikaya

No recuerdes las cosas que pasaron y no abrigues esperanzas para el futuro. El pasado quedó detrás de ti; el estado futuro no ha llegado. Pero aquel que con visión clara puede ver el presente aquí y ahora, tal sabio debe aspirar a conseguir lo que nunca puede ser perdido ni alterado.

Majjhima Nikaya

Desarrolla la meditación sobre la inspiración y la exhalación, Rahula, pues la atención a la respiración, desarrollada y practicada con frecuencia, rinde mucho y es muy conveniente.

Majjhima Nikaya

Es bueno controlar la mente: difícil de dominar, voluble y tendente a posarse allí donde le place. Una mente controlada conduce a la felicidad.

Dhammapada

Verdaderamente de la meditación brota la sabiduría. Sin meditación, la sabiduría mengua.

Dhammapada

Una mente desprovista de clara comprensión es como un colador: no puede retener en la memoria lo que ha aprendido, pensado o meditado.

Santideva

Si la atención monta la guardia a las puertas de la mente, la clara comprensión se unirá a ella, y una vez que llegue nunca se irá.

Santideva

Cuando después de considerar bien algo uno haya comenzado a hacerlo, debe ante todo realizarlo con plena concentración de la mente, sin pensar en ninguna otra cosa. De ese modo se hará bien; en caso contrario, se malograrán la atención y la clara comprensión, y la corrupción que consiste en la falta de clara comprensión aumentará.

SANTIDEVA

Para vencer todos los obstáculos me entregaré a la concentración, sacando la mente de todos los senderos equivocados y encauzándola constantemente hacia su objetivo.

SANTIDEVA

Aquel que carece de la armadura protectora de la atención es verdaderamente un blanco para las pasiones; al igual que un guerrero en la batalla sin su cota de malla está expuesto a las flechas de sus enemigos. Al corazón no protegido por la atención debe verdaderamente considerársele completamente indefenso. Se asemeja a un ciego caminando sin guía por un terreno escabroso.

ASVAGHOSA

Hay que estar atento para que la mente, que parece un elefante en celo, esté siempre sujeta al poste de la calma interior. Hay que estar atento para examinar a cada instante la condición de la propia mente.

SANTIDEVA

El Buda ha proclamado que todos los peligros y todos los miedos, y el inconmensurable sufrimiento, surgen de la mente.

SANTIDEVA

De la misma manera que un herido protegerá cuidadosamente
su herida en medio de una multitud excitada, así entre la gente
nociva debe uno proteger siempre su mente que es como una
herida.

SANTIDEVA

En su auténtico estado la mente es clara, inmaculada, no hecha
de nada; siendo hecha de vacío, simple, vacua, sin dualidad,
transparente, sin tiempo, no compuesta, ininterrumpida, inco-
lora, no comprensible como cosa separada sino como unidad
de todas las cosas; sin embargo, no compuesta por ellas, de un
solo sabor y trascendente a toda diferenciación.

PADMASAMBHAVA

La mente está siempre bajo el control del yogui y no el yogui
bajo el control de la mente.

RAMAKRISHNA

¿Qué es la meditación? Estriba en eliminar los pensamientos.
Todos los problemas actuales son debidos a pensamientos y
son ellos mismos pensamientos. Renuncia a los pensamientos.
Tal es meditación y felicidad. Los pensamientos pertenecen al
pensador; permanece como el Sí-mismo del pensador y así da-
rás fin a los pensamientos.

RAMANA MAHARSHI

El estado que trasciende la palabra y el pensamiento es el silencio. Es meditación sin actividad mental. Someter la mente es
meditación. La meditación profunda es la palabra eterna.

RAMANA MAHARSHI

Si nos interrogásemos sinceramente, entonces descubriríamos que la felicidad que estamos buscando solo puede encontrarse dentro de nosotros mismos.

MUKTANANDA

No infravalores la atención. Significa interés y, al mismo tiempo, amor. Para crear, hacer, descubrir, tienes que poner todo tu corazón, lo que es igual a poner la atención. De ella brotan todas las bendiciones.

NISARGADATTA

AGRADECIMIENTOS

Siempre en deuda con mi buen amigo Antonio García Martínez, magnífico practicante de yoga, lector incansable de libros de autodesarrollo y una bella y leal persona que no ceja en su empeño de apoyarme incondicionalmente. Mi gratitud para Liliana Riesco, que desinteresadamente coordina magistralmente mi Facebook «Ramiro A. Calle». Hago extensivo mi sincero agradecimiento a esos dos grandes e inspirados profesionales de la radiodifusión que son Pedro Rivas y Jordi Fortià. Siempre estoy agradecido, por su estímulo y apoyo en la difusión de mis enseñanzas, a mi gran amigo José Ignacio Vidal Morán.